是時候，放手讓你飛

蔡昭偉（蔡傑爸）——著
李翠卿——文字整理
蔡傑——日記

【推薦序】

他不是No. one，他是only one

許碧雲／嘉義特殊教育學校 退休校長

服務於特殊教育學校的我，每當遇到孩子們被自己的缺陷所困擾時，總是向孩子們解釋著他們的不一樣，「世界上每個人都是被上帝咬過一口的蘋果，或多或少都有缺陷，有的人缺陷比較大，那是因為上帝特別鍾愛他的芬芳」。毫無疑問上帝特別鍾愛蔡傑，三歲時被診斷為重度自閉症，不會講話、不會跟人互動、只會以哭鬧尖叫表達不適；如今蔡傑十九歲，他於十七歲重新鑑定為中度自閉症伴隨輕度智能障礙，並且成功取得烘焙證照、機車駕照，擅長直排輪、游泳、獨輪車、蛇板、網球等運動，甚至出國比賽獲得東亞區特奧融合網球冠軍，二〇二一年榮獲總統教育獎殊榮，目前更接受邀約到學校、機構演講。儘管蔡傑在學科測驗仍不在行，讀書方面他真的不是No. one，但其他領域表現卻相當優異，他的確是only one。他這十多年來變化之大、進步之多，難道真有奇蹟？不！沒有奇蹟，一路走來只有蔡傑、傑爸、傑媽及老師大家共同努力的累積與堅持的軌跡。

蔡傑國中畢業時透過國教署「身心障礙學生適性輔導安置」管道，分發到本校（國立嘉義特殊教育學校，簡稱嘉特），對於蔡傑「只考上」嘉特，傑爸難掩失望與沮喪，甚至還跟第一次家訪的導師表達日後轉校之意，所幸本校老師用愛與專業引導他，朝著自己的優勢潛能去發展，提供多元舞臺，讓他享受學習成功的樂趣。特別感謝傑爸沒有讓蔡傑轉校，繼續留在嘉特學習，而蔡傑總是乖乖地、認真地學習、一次次反覆練習，特別是黃雪娥導師和嘉特團隊的群策群力；這一切印證著家長、老師、學生，教育金三角的合作無間，能夠翻轉孩子的未來，開啟不一樣的人生。

蔡傑從幼兒園、小學、國中都在普通學校就讀，嚐盡學習的不如意，不但學業成績低落，也沒有機會參加任何比賽，然而他的超人爸爸觀察到，持續不間斷的運動是蔡傑喜歡做、願意做的事；由於先天資賦受限，傑爸深知讓蔡傑的世界變得更美好的方式，是用多數十倍、百倍、千倍的心力來學習、訓練。

從三歲起，傑爸就全職陪伴他、引導他，兼負治療師、運動教練、特教老師、作文老師、演講指導員，可說是蔡傑全方位的生命導師！而傑媽亦是輔導老師，在蔡傑情緒低落時安慰他、輔導他，蔡傑是最幸福的孩子。

《是時候，放手讓你飛》，讀來既溫暖又令人心疼，蔡傑高中三年生活好像重新倒帶，忙碌、充實、緊湊又溫馨的往事歷歷在目，他參加的活動洋洋灑灑，且大放異彩，曾擔任校慶、學習成果發表會開幕個人表演，參加太鼓表演，代表學校宣講、當選小市長、參加國內外各項運動賽事、國際教育日本旅行等；最讓人難忘的是蔡傑在表演時，那陽光燦爛、充滿自信、又滿足的微笑，而這微笑正是一群熱血老師精心規劃，傑爸背後支持陪伴，一次又一次、百次、千次的練習才有的成果。所謂臺上一分鐘臺下十年功，三年來蔡傑參加的比賽橫跨不同領域，「斜槓」了數項技能，獲得獎項的數目與分量都破了嘉特創校以來的紀錄，他是嘉特之光。的確，放對地方就是天才，而天才就是放對地方的人才，每個人都有適合他的地方，嘉特正是適合蔡傑的地方，就讀嘉特應該是蔡傑人生的轉捩點吧。

回顧他十五歲時的生日願望，考機車駕照、打工賺錢買機車，跟爸爸一樣到不同地方工作、保護及照顧家人、成為有用的人；而傑爸心底的願望是有朝一日蔡傑自己站在講臺上，告訴大家他們的故事。如今蔡傑幾乎都做到了，考照又買車，也會跟爸爸一同受邀到各地演講，分享自己成長的點滴，疫情期間的線上演講也難不倒他。蔡傑及傑爸的故事，帶給自閉症家庭很好的啟發與鼓舞，只要堅持，永不放棄，星星少年也有可能在地球上走出一條屬於自己的路。

蔡傑正值青春年華，期待他與傑爸繼續創造不可能為可能的新里程碑，未來有許多嶄新的挑戰等在前面，祝福他仍帶著陽光般的燦爛微笑，以自己的節奏漸漸達標，蔡傑加油！只有你自己才可以改變自己，只有自己才可以超越自己。

這本書乍看是父子親情，再看是特殊教育，細細閱讀慢慢品味，體會出屬於傑爸的人生哲學——堅持與永不放棄，堅持正如十年磨一劍，磨一把讓蔡傑獨立的劍，讓我們隨著傑爸至情至性的文字，對照蔡傑質樸的日記，一起見證他從Impossible蛻變成I'm possible，充滿酸甜苦辣的高校生活。

【推薦序】

放手，才能看見遠方的美好

黃雪娥／嘉義特殊教育學校 蔡傑的導師

有一句話是這麼說的：「成功男人背後一定有個偉大的女人。」蔡傑背後則是有位偉大的爸爸；他能夠成功站上生命教育講座之講臺、分享自己的故事，都是因為背後有位十幾年來堅持不放棄，將信念與使命感化為行動力的傑爸。

我的學生蔡傑在三歲的時候被醫生診斷為重度自閉症，雖受限於先天口語障礙，表達能力嚴重缺陷，但他依然努力去完成每一場「不可能的任務」，更在一一〇年榮獲總統教育獎。

《是時候，放手讓你飛》記錄著蔡傑國中畢業，即將進入嘉特（國立嘉義特殊教育學校）的徬徨心情，以及蔡傑於嘉特高職三年所經歷，各種人生中的第一次的精彩故事，包括參加第一次的童軍露營及遠赴日本參訪；第一次去加油站打工實習賺取人生的第一份薪水；拿到了人生第一張烘焙丙級技術證——麵包類證照；參加特奧活動及特奧網球選拔，拿到金牌並代表中華臺北選手至中國參加比賽光榮奪金。

高職三年中，老師看到蔡傑的優勢給予意見，爸爸放手讓他單飛，才得以讓蔡傑透過人生體驗，尋找適合他的方向。

看傑爸簡單充滿愛的文字敘述，蔡傑經年累月地記錄著日常，讓我不禁熱淚盈眶，往事歷歷在目，感恩之情點滴在心頭。

嬌豔美麗的花因有綠葉的襯托而倍加賞心悅目；明亮璀璨的星星因在漆黑的夜空而更顯光彩；蔡傑因為先天的限制更顯得樂觀勇敢。《是時候，放手讓你飛》，爸爸放手讓蔡傑看到遠方的美好，蔡傑這隻羽翼漸豐的小鳥，則是放膽用力，勇敢地飛出去！

期盼您能自由自在的飛翔，飛得又高又遠。

目錄

推薦序

Chapter 1
星星少年的曲折升學路

Chapter 2
星星少年的燦爛青春

Chapter 3
星星少年的地球修練

Chapter 4
星星少年的夢想探索

專欄

蔡傑日記

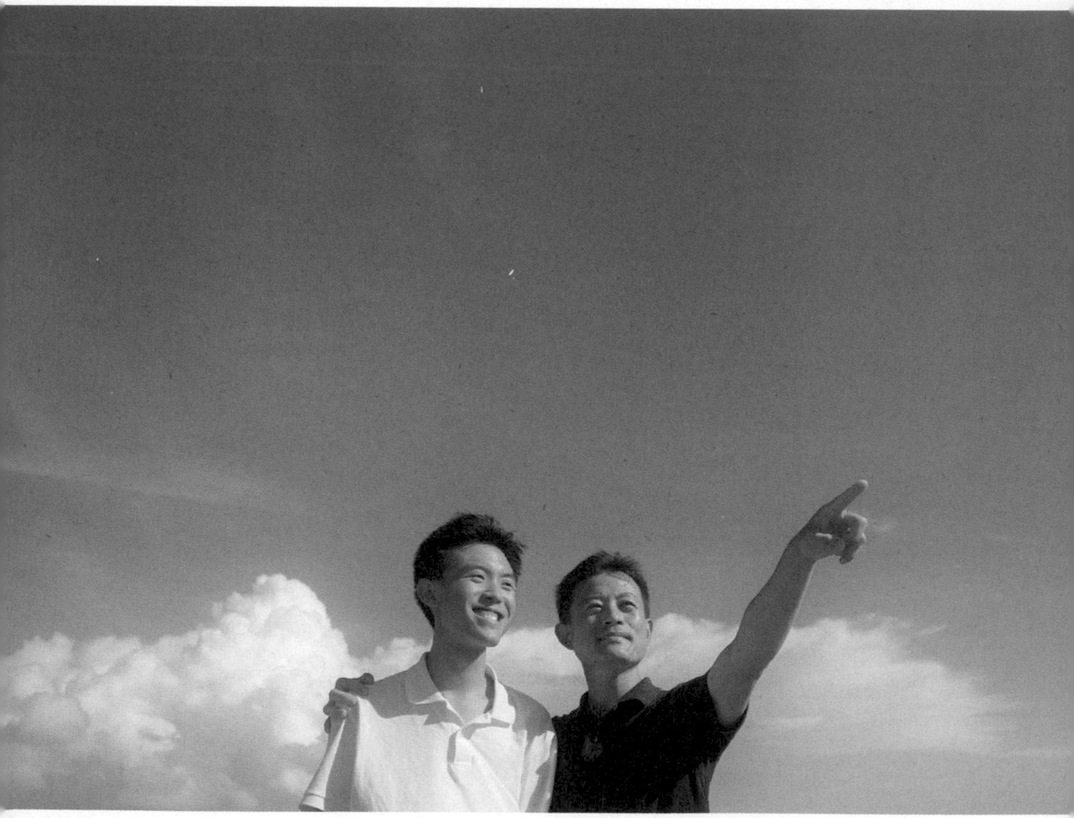

【楔子】

傑爸的演講路

年輕時，我在工地上班，從沒想過，自己有一天會因為孩子，開始走訪各地，成為一位分享特殊教育的講師。

早期，孩子無法開口說話，我投入所有心力研究自閉症，為了孩子，選擇當全職爸爸，每天二十四小時陪在孩子身邊，一心一意都在教養工作上。努力很久，我漸漸領悟到一件事情，儘管醫院、學校或早療中心都有其專業，但這些專業無法扭轉特殊兒弱勢的命運，每天與孩子相處，卻使不上力，救不了孩子的心情，真讓人心急如焚。

我還能做什麼？做什麼才有效果？我也不知道啊！

我只知道孩子會一直長大，時間過了，就不會再回來了，每一分、每一秒我都不能浪費，我絕對不能錯過拯救孩子的任何時間，這份決心堅持了十幾年，最後還真的讓我跌跌撞撞摸索出一條自救之道。

我是個傻父親，為了教育及訓練孩子，近乎痴狂地投入，蔡傑的老師、治療師、社工都看在眼裡。孩子四歲多那年，我就開始接到演講邀約，這些單位都是蔡傑上過課的學校，做過治療的醫院與早療中心。

我的個性內向、沉默寡言、不善互動，沒有任何教育相關背景，要我站在臺上連續講上數小時，真不是件容易的事情，但我迫切希望能讓更多人瞭解自閉症，也希望孩子能被社會接納，想要改變孩子弱勢的命運，就要先改變自己，無論如何，我都要克服上臺的壓力。

我的第一場演講是在早療中心，要跟社工分享爸爸帶孩子的經驗，社工們都很善解人意，特別是對特殊兒家長，我在很輕鬆的環境與氣氛下，完成了人生中第一場演講，初次體會到上臺分享的喜悅。

第二場演講是在蔡傑就讀學前特教班的學校，當時我正處於低潮，還在看不見盡頭的黑暗中苦苦掙扎，蔡傑才四歲，就已經換到第三所學校，每天我進到教室裡陪讀，看到孩子不是哭、就是鬧，常常搞到全班無法上課，這是蔡傑學習狀況最艱難的階段，也是我身心最煎熬的階段。

那天，我站在臺上，面對學校的校長和老師，一開始還很順利，但後來我的腦袋卻不斷浮現各種自我懷疑：我有把孩子帶得很成功嗎？蔡傑可以開口說話了嗎？他有辦法跟一般小朋友互動嗎？

好像……也沒什麼進步啊！

想到這裡，一股強烈的無力感湧上心頭，我感到非常自責，都怪自己能力不夠，所以孩子才一直原地踏步……

越想越覺得羞愧，我怎麼會站在這裡？我哪來的勇氣？我憑什麼跟全校老師分享？我突然哽咽，不知道該怎麼繼續講下去，演講就這樣停頓了一分鐘，最後我還是強忍住情緒，才結結巴巴地把這場演講完成。

那一次，我在臺上泣不成聲，臺下的老師其實都哭得比我更慘，特別是蔡傑的特教老師，因為親自接觸過，感受也特別深，會後還有普通班老師激動地對我說：「你一定要繼續講下去，如果你不出來講，我們永遠都不會知道，原來身障家庭背後要承受這麼大的壓力」。

我不知道這算不算是一場「成功的」演講，我只知道無論是臺上講的或是臺下聽的，演講結束的那一刻，大家都真情流露，難以自已。

成長，是需要時間的。

一轉眼，十年過去了，我們父子從長長的黑暗隧道中，慢慢走了出來，如今的蔡傑，雖然跟「正常人」仍存在顯著差異，但可以與人溝通，情緒穩定、陽光單純，已經不是當年令人頭疼的小魔鬼了。

因為陪伴蔡傑成長，對孩子的愛，也逐漸擴大成一種使命感，我轉換了人生的跑道，從全職爸爸變成了作家與講師，像個傳教士一樣，盡我所能將我這些

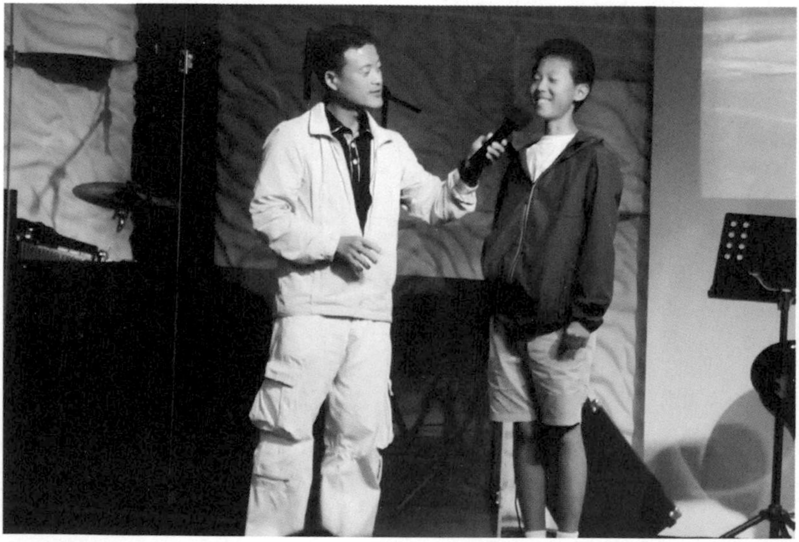

有一天，蔡傑會站在講臺上，說自己的故事。

年的點滴心得，分享給更多人知道。

這些年，當我又站在講臺上時，不禁還會想像，說不定有一天，不是由我來講述，而是由蔡傑自己站在講臺上，親自告訴大家他的故事。

我期待，會有這麼一天。

【蔡傑自傳】

大家好，我是蔡傑！

大家好，我是蔡傑！

我在三歲被診斷為重度自閉症，爸爸辭掉工作，開始帶我去醫院做治療，也跟我一起進到早療中心陪讀，那時候我還不會講話，也不會跟人互動，我都在自己的世界裡，對任何事情都沒有興趣，爸爸跟媽媽很擔心我，這樣下去我會離他們越來越遠。

為了讓我可以像一般人一樣，就要一直打破我的固執行為，爸爸每天都陪在我身邊，花很多時間訓練我。爸爸買了直排輪，第一次帶我去溜冰場，我哭到所有人都在看我，後來改成帶我到屋頂上面訓練，這樣就算哭得很大聲，也不會影響其他人，為了讓我可以快樂的學習，用了很多方法，像是我喜歡吃的東西。要製造成功的經驗，讓我有信心，爸爸都會一直牽著我的手，不會放開，這樣可以讓我得到信任跟安全感，這對我來說很重要。

我從小就有觸覺敏感的問題，碰到水就會尖叫，被水噴到就好像被針刺到一樣，每天洗澡都會哭，所以爸爸開始訓練我游泳，只有勇敢去面對，不能逃避，才能克服，雖然每次去游泳池都哭得很嚴重，但爸爸還是沒有放棄，花了很多年的時間，我終於克服了，也學會游泳了，不會怕水了。

讀幼稚園有換過四間，讀到第三間的時候，開始學騎腳踏車，我分不清楚紅綠燈，還有過馬路，我不會靠邊騎，不會遵守交通規則。爸爸都是在家的屋頂先訓練我，屋頂空間很大也很長，有圍牆很安全，也不會吵到別人，先訓練好才有辦法到外面練習。我讀幼稚園中班的時候，爸爸每天陪我一起騎腳踏車上學放學，讓外面的環境刺激我的頭腦，我才開始慢慢學會講話。

上小學之後，我開始學獨輪車，一開始先扶欄杆，然後才練習放手，因為以前已經學會直排輪跟腳踏車了，我就比較不害怕失敗了，跌倒了就站起來，一直反覆練習，就是要練到會為止，學會騎之後，我就不會緊張，感覺很好玩，我會很開心，所以就愛上了獨輪車的運動。

七歲時有拍自閉症的紀錄片，片名叫《遙遠星球的孩子》，這是臺灣第一部關於自閉症系列的紀錄片，劇組有到學校裡面拍，也有在家裡拍，我當時才剛開始在學獨輪車，也有拍到訓練的過程，爸爸希望可以讓所有的人都能夠正確認識自閉症，所以就讓紀錄片的人進來拍攝。

在小學三年級《遙遠星球的孩子》上市，這部紀錄片有得到金鐘獎，我跟爸爸也開始接受一些電視媒體記者的採訪。

我高中就讀嘉義特殊學校，依然保持每天運動的習慣，獨輪車、網球、蛇板、桌球，都是我從小到大喜歡的運動。運動可以讓我的身體一直保持最好的狀態來學習，就算我學得慢，不代表就學不會，只要我能夠持續練習，不要放棄，我也可以當個有用的人。

爸爸常常說：「障礙，往往來自於不了解」，我們要讓社會上每一個人都願意正確來了解身心障礙族群，障礙，就不是障礙了，所以我要好好努力學習，要一直不斷進步，自己要先幫助自己，不要讓別人來同情我們，這樣才能得到別人的尊重，只要我一直進步，一直學習，總有一天我也可以走出社會，有工作能力。

我在高中階段，寫了三年的日記，終於可以出書了，謝謝特殊學校給我這麼多美好的回憶，豐富我的生命，讓我更加茁壯，可以勇敢面對未來。

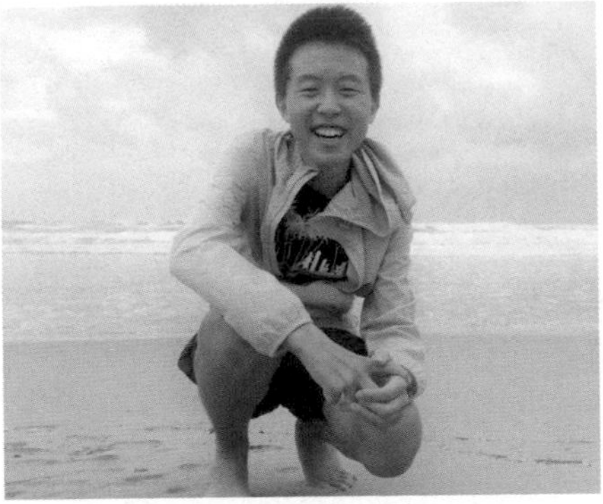

Chapter 1

星星少年的曲折升學路

我寧願誠實地承認，蔡傑就是個特殊兒，
跟那些孩子們並不是同一個世界的人，
蔡傑應該選擇比較適合他的賽道才對。

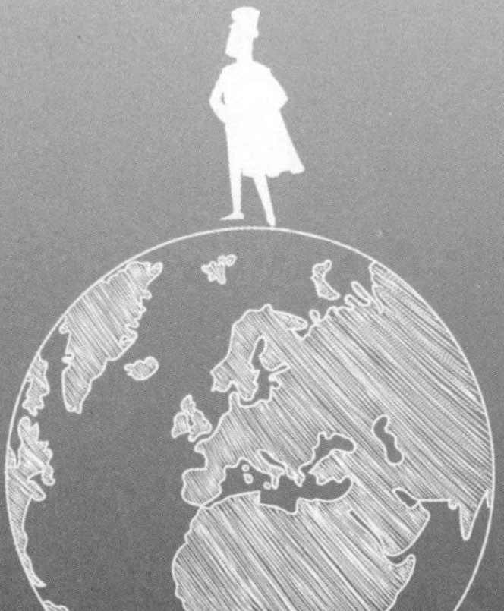

01 屬於自己的路

「蔡傑今天考得不錯喔，他考了九十四分耶！」太太露出難以置信的表情：「真的嗎？蔡傑……他……他終於辦到了？」「九十四分是這一次段考五科加起來的總分。」

在網路上看過一則笑話是這樣的：

兒子有一天考試回家，拿了兩張考卷要給父親簽名，一張國語、一張數學。兒子很緊張，因為國語只考了兩分，數學則是零分。誰知爸爸看了，只是拍拍兒子的肩膀，對著兒子說了一句話：「你的文科比較強喔！」

一般人看到這個故事，大概只會覺得這老爸還真看得開，兒子考這種難看至極的分數，他還能給出這種「正向思考」的評語，這對父子也太滑稽了。

但如果這個故事是真實發生在自己跟孩子身上時，我想應該是沒有幾個作爸爸的可以一笑置之。人生就是這樣，事情發生在別人家裡是滑稽的笑話；但發生在自己家裡，可能就是痛苦的悲劇了。

像這樣的分數對話，還真的曾經發生在我們家裡。

有一回，蔡傑拿著考卷回來給我簽名，我簽完之後，馬上轉頭跟傑媽說了一句：「蔡傑今天考得不錯喔，他考了九十四分耶！」

太太露出難以置信的表情，立刻放下手邊的工作，又驚又喜地走過來，看她的表情，簡直感動得眼眶泛淚：「真的嗎？蔡傑……他……他終於辦到了？」

正當她打算要上前去擁抱蔡傑的時候，我又補了一句：「九十四分是這一次段考五科加起來的總分。」

太太一聽，立刻笑彎了腰：「你幹嘛不一次說完啦！」絲毫沒有期望落空的沮喪，反而恍然大悟大笑說：「對啦，這才是他的實力啦！」

是的，我們就是那種拿著孩子奇慘無比的成績單，還能真心笑出來的家長。

真不是塊讀書的料

五科加起來九十四分，平均一科還不到二十分，面對孩子這樣的分數，我們沒有任何一句責備，只是勉勵孩子下次可以再努力一點。

一般人說誰誰誰「不是塊讀書的料」，其實被說的那個對象未必真的不是那塊料，一定比例恐怕還是不願或不夠努力，只要多付出一點，通常都還有相當大的進步空間；但是我們家蔡傑，卻真的徹頭徹尾不是塊讀書的料，跟努不努力一點關係也沒有。

在學業上，我們非但沒有不夠努力，事實上，我們可能比絕大多數學生都還要努力，但是孩子先天資賦有其限制，就算千百分耕耘也未必能換回一分收穫。

我曾經嘗試過花加倍時間鞭策孩子的學業，這樣也許可以讓蔡傑的分數再稍稍進步「一點點」，而最極限也就只有這麼「一點點」。每次為了那微不足道的「一點點」進步分數，我們要付出的代價卻十分慘重，對我們父子來說，每一次考試都像一場絕望的戰爭，過程中，他的笑容消失了，而我又何嘗快樂？為了拉抬他「一點點」的學業成績，我們父子可說是兩敗俱傷，這真的值得嗎？

我從不敢奢望孩子成績優秀，但我必須坦言，有那麼一段時間，我也曾受到世俗的價值影響，希望蔡傑能夠考到稍微像樣一點的分數，但後來我想通了，蔡傑就是這麼特別，我們並不適合走普通人走的路線，既然我們在課業成績上無法取得任何優勢，我們只能另闢一條能幫助蔡傑，又能讓他從中獲得樂趣與成就感的路線。

在經過無數次磕磕碰碰的嘗試與摸索之後，我們終於確立了這條路，那就是：持續不間斷的運動。

沒有掌聲，我們為自己鼓掌

我訓練蔡傑從事各樣運動的原因，也不是因為蔡傑在體育上特別傑出，因此想把他培養成體育選手。

我們的想法極其單純，只是因為體育活動是蔡傑喜歡做、願意做，而且會因為練習就產生明顯進步，從中找到成就感的事。

很多有特定天賦的人，他們成長的路徑多半是因為在某方面能力比別人強，因此獲得外界的肯定，形成正向循環，讓自己更有興趣去練習相關技巧，更突出一點的人，甚至有機會去參加各種比賽，角逐獎項，在這些誘因激勵下，更加努力練習，精益求精。

但，蔡傑完全不是這樣。

很多人都知道蔡傑對很多體育項目很拿手，他會騎獨輪車、溜直排輪，游泳也游得不錯，那是因為他從小表現出眾，周遭眾人給予掌聲，基於這種成就感，他才用心練習嗎？又或者是因為他常常參加比賽，名列前茅甚至拿過冠軍，所以才會這麼自律地砥礪自己嗎？

沒有！從來沒有！一次也沒有！

事實上，蔡傑過去這十五年來的人生，從來沒有機會參加任何比賽，他是特殊兒，根本就輪不到他代表團體出賽。

蔡傑的成就感，單純來自做這些事情時的快樂。

他從小學獨輪車，每次練習，臉上就會自然而然浮現開心的笑容，任何人都能感受到這孩子有多享受這件事。儘管在練習的過程中，經常受傷跌倒，腿上布滿大大小小、或新或舊的傷痕，但那從未減損孩子對騎獨輪車的喜愛。

我很喜歡看到孩子這樣的笑容和那充滿自信的眼神，就算過程中可能會傷痕累累；就算沒有機會參賽、沒有拿過獎牌；就算從來沒有絲毫來自世俗的肯定，我們還是願意像一個真正的選手一般，日日不輟地勤勉練習，這難道不就是所謂的「熱情」嗎？

比起在進步幅度極其有限的分數中苦苦掙扎，讓孩子投入一件他真正有熱情、願意不畏辛苦持續去做的事情，不是更值得嗎？

而這才是屬於我們自己的路。

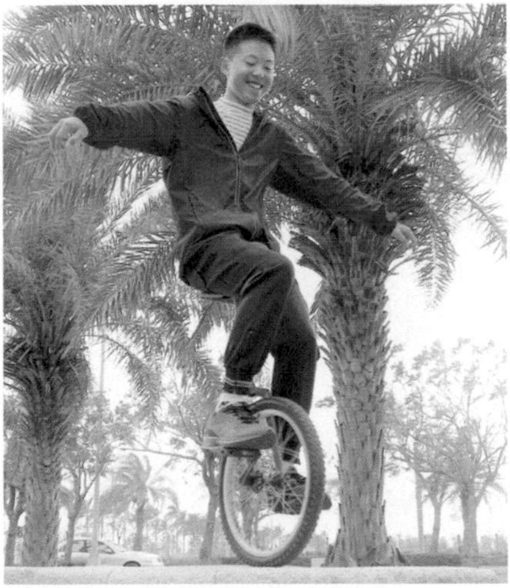

從小只要練習獨輪車，臉上就會自然而然浮現開心的笑容。

十五歲的生日願望

2018年1月9日

今天是我十五歲的生日，爸爸把我的生日照片放到網路上，很多人知道我生日，給了很多祝福，感謝大家給我滿滿的祝福，我會繼續努力加油。

昨天爸爸去臺中演講，回來有買蛋糕幫我慶祝，我有自動自發做家事，媽媽說我表現很棒，所以有獎勵，買我喜歡吃的巧克力蛋糕，我吃得很開心。

再三年，我就要十八歲了，可以做很多事情，我想要騎機車，想要考上駕照，想要打工賺很多錢，可以存起來買機車，騎去上班，放假想要載媽媽去玩。

蔡傑日記

我還有更大的夢想，我也想要跟爸爸一樣到處去不同的地方，可以工作，可以表演，想讓更多人認同我，長大後，換我保護家人，照顧家人，成為有用的人。

最後祝大家像我一樣幸福快樂，每天跟我一樣笑咪咪，謝謝大家。

02 永遠不會放棄你

蔡傑用一種小心翼翼，帶著緊張害怕的口氣，小小聲地說：「考不上綜合職能科，我是不是就要去住療養院了？」

國中即將畢業，五月分的時候，適性輔導安置已完成分發，蔡傑並沒有如我預期考上應該要上的學校。

這並不是給一般正常學生的考試，而是具特殊生身分才能參加的考試，然而，同樣都是特殊生，蔡傑卻未能脫穎而出，坦白說，我真的有點失望。

為了這次考試，我們已經足足準備一年多了，但受限於孩子資質與反應，就算練習量再多，蔡傑還是沒辦法取得足夠理想的成績。

孩子沒有考上我當初期望的學校，我的失望完全不亞於二十年前得知我自己落榜時的那種沮喪。

放榜那天，我去接蔡傑放學，準備像往常一樣一起去網球場練習，在打球之前，我請他拿分發的通知單給我看，雖然老師事先已經有打電話跟我說明結果了，但看完成績單後，心情還是相當沉重。我拿著蔡傑的成績單，一言不發，心裡煩惱著孩子未來的路究竟該怎麼走？

我並沒有責備蔡傑，我知道孩子真的已經盡力了，這不能怪他。

唉，算了，先不想了，越想心情就越不好，我們還是來打球吧！

平常打網球時，蔡傑通常全程都興致高昂，他總是一邊打，一邊想著開心的事情，然後就會突然哈哈大笑，每次看他這麼樂，我就會問他：「你又想到什麼事情了？這麼開心？」他就會喜孜孜地跟我分享那些讓他開心的事情：想到漂亮的學姐啦、想到小學的老師啦、想到點點滴滴生活中的小小幸福……蔡傑打球時，總是那麼天真快樂。

但那一天，他卻十分反常，從頭到尾一直悶悶不樂，連個笑容也沒有。打網球是我們快樂的父子時間，我們應該在笑語中，酣暢淋漓地盡情揮灑汗水才對，但那天打球的氣壓極低，整個過程變成一場沉悶的例行公事。

我知道，我的情緒終究還是影響到孩子了。

看完成績單後，我沒有出言責備，但我的失望肯定溢於言表，雖然蔡傑是自閉兒，但他似乎還是察覺到了，才會全程都愁眉苦臉。

我要他先停下來，父子坐下來好好談一談。

「考不好，沒有關係。我們花了一年的時間來準備考試，爸爸知道你已經有努力了，有努力還是比不過人家，那也是沒有辦法的事情，考不上就考不上，我們還是有其他的選擇啊。」

蔡傑偶爾有簡短回應我一兩句話，可是他的表情騙不了人，我知道他心中的結並沒有打開。

他無精打采的樣子讓我十分揪心，此時我已經不在乎他考得好不好了，一心只想鼓勵他。

「過程與努力最重要，你有盡力卻達不到理想的結果，那也是命，但沒有關係，爸爸會再想其他辦法。

「就算沒上理想的學校，還是可以讀其他學校啊。

「爸爸只在乎努力的過程，不在乎結果如何……」

不管我怎麼安慰孩子，他還是悶悶不樂，我們聊到天色漸晚，周遭都黑到看不見了，我還是猜不到蔡傑的心「卡」在什麼地方。

回到家、吃完晚餐、洗完澡、寫完功課，他還是頂著一張欲言又止的苦瓜臉，我不斷旁敲側擊，直到睡覺之前，才終於套出他心中最深的憂慮。

蔡傑用一種小心翼翼，帶著緊張害怕的口氣，小小聲地說：「考不上綜合職能科，我是不是就要去住療養院了？」

我一怔，心中頓時湧現對孩子深深的歉疚。

是的，在孩子很小的時候，我確實曾經對孩子說過這樣的話，說他如果不聽話，就要把他送去療養院。

很多父母都會用「你不如何如何，我就怎麼樣……」的「話術」來管教小孩，「你不聽話，就不可以去玩。」「你再哭，就不可以吃冰淇淋。」

對幼兒來說，用這種連哄帶騙的話術通常效果很好，所以很多家長都很喜歡用這招。家長們在講出這種話時，一般而言也只是單純想導正孩子的行為，但有時候話講得太重，或是變成一種「情緒勒索」時，就會讓小孩產生陰影。

比如說，當孩子的行為不如人意時，家長輕率脫口而出的威脅：「我就不愛你了！」「我就把你丟掉！」「我就把你送給別人！」之類的話語，可能就會影響到孩子的安全感：「原來，爸媽是有可能不愛我的、是有可能拋棄我的……」

如果讀者們有看過我的第二本著作《這一刻，我們緊緊相依》中的〈篇外——「一支電話」〉，就會知道我的父親是怎麼對待小時候的傑爸，也因此，當我成為父親以後，我一直提醒自己，不要複製上一代的錯誤管教方式，但我在不知不覺間，竟然還是犯了類似的錯誤。

這是很久以前的事情了，我本人都忘記了，蔡傑卻一直還記得。

正常小孩長大後就會知道父母當年講的只是虛張聲勢的恫嚇言詞，但蔡傑的心智極其單純，把那句氣話當真了，害怕自己可能真的會被遺棄。當他眼神驚恐地提到療養院的事情時，我簡直心痛得想哭，萬分後悔當初的口不擇言。

我們常教孩子，犯了錯，就要改，對於我們自己，當然也不應該顧忌面子問題而有雙重標準，錯誤才有被彌補的機會。

於是，我趕緊對蔡傑說：「那是因為以前你還不懂事，講話都不聽，沒辦法跟爸爸媽媽相處，爸爸當時是為了激勵你，所以才會講，如果你連爸爸媽媽的話都聽不懂，就只能送療養院，因為我們也拿你沒辦法。但是，你現在不一樣了！你很懂事，也很聽話，你是一個乖乖牌的孩子，爸爸媽媽跟你相處是很快樂的事情，爸爸怎麼還會捨得把你送到療養院？就算以後你畢業後，很努力還是沒有工作能力，爸爸跟媽媽也會養你一輩子，你不用擔心送到療養院的問題。」

他真的是心思透明的孩子，喜怒哀樂完全藏不住，聽我這麼說，馬上露出開心的笑容，糾纏在他心中多年那個恐懼的結，終於解開了，他高興得滿屋子蹦蹦跳跳、大聲唱起歌來，我跟太太也都被他感染了，跟著孩子開心起來。

在學業方面，蔡傑確實不是優秀的學生；但，我可以很驕傲地說，在性格與品德方面，他絕對是一個好孩子！

孩子，對不起，因為很多年前爸爸的失言，讓你不安了。

請你相信，爸爸對你的愛是完全無條件的，也請你一定要相信爸爸，無論發生任何事，爸爸永永遠遠都不會放棄你，跌倒了，沒關係，爸爸會在你身邊，陪你勇敢站起來；學不會，沒關係，爸爸會跟你繼續加油再學習；考不上學校，也沒有關係，爸爸知道你努力過了，會跟你一起摸索，找到適合我們的道路。

一枝草，一點露，孩子，別擔心，爸爸一直都在這裡。

03 擁有自己的高光時刻

當我自己被放在所謂比較「優秀」的環境中時，
我得到的只有挫敗和孤立感；
反而是在所謂比較「平庸」的環境時，我才找到自信與歸屬感。

蔡傑國中畢業後，也面臨升學選擇，雖然他成績不好，但還是有三個選擇：公立高職的食品加工科、公立高職的機車修護科，以及特殊學校。

孩子單純，沒有想太多，但我內心可是百轉千迴。

如果你是家長，會怎麼選擇呢？

大部分的人應該不會選特殊學校吧？特殊學校聽起來，總是帶有那麼一點莫名的「劣勢感」，跟別人介紹「我的小孩讀公立高職」，要比「我的小孩讀特殊學校」好聽多了，若為了「面子」考量，應該讓孩子讀公立高職。

但是，我們最後卻決定去就讀「特殊學校」——這個聽起來好像沒這麼「體面」的學校。

這個選擇背後的心路歷程很曲折，請聽我娓娓道來。

徬徨的升學十字路口

蔡傑國二時，他國中資源班老師問我：「以後打算讓蔡傑讀哪一間學校？」一開始，我確實沒有把特殊學校列入優先考量，覺得孩子學業成績再怎麼不行，我也不可以讓他去讀這種學校，實在是「不好聽」。

我考慮到的不純然只是我個人顏面，我也在想，若是以後蔡傑小學、國中的同學問他：「你現在讀哪一間學校？」蔡傑回答：「我讀特殊學校。」應該也會覺得有些抬不起頭來吧？

左思右想，比較適合蔡傑的程度、聽起來又「體面」的選擇，應該是設有綜合職能科的高職。

嘉義地區設有綜職科的公立學校只有三間，每間開出十五個名額。為了爭取入學機會，我們也花時間認真準備了，奈何蔡傑實在欠缺考試能力與考運，就算生活能力與學習態度都不錯，最後還是未能如願擠進去。

考不上綜合職能科這個心目中的首選，只好再看看還有哪些職業類科的學校可以選擇。透過六月分實用技能的入學管道，蔡傑有分發到一所公立職業學校的機車修護科，乍聽之下好像也是條不錯的出路……

但，我卻遲疑了。

這種科系，應該全班都是男生吧？

全班都是男生的生態，很有可能會像當兵一樣，出現以「力」服人、弱肉強食的情況，我自己以前就讀過這種學校，太瞭解沒大沒小的青少年會怎麼玩弄與欺負班上的弱勢男生，若把蔡傑這樣的孩子貿然扔進這種環境，恐怕很難避免被霸凌的命運。

那所學校也有綜合職能科，我也想過，不然就先去讀，萬一真的有問題，再看看有沒有辦法轉科。但我詢問後得到的答案是：特教班與技職科並不是平行的科系，不能這樣轉過去。

那，除了公立職業學校的機車修護科，還有別的選項嗎？

有的，在最後一個階段，蔡傑還有分發到同一所學校的食品加工科。這種科系都是男女合班，比較不會有純雄性社會以「力」服人的傾向，這樣總沒問題了吧？

但是，我還是遲疑了。

或許孩子在這樣的班級不會被欺負，但是，是否能從中獲得「成就感」呢？

我的坎坷求學路

會有這種顧慮，是因為我自己走過一段坎坷求學路。

網路上形容讀書總是名列前茅的人是「學霸」，讀書讀得很差的則是「學渣」。學霸應該無法想像做為學渣是什麼心情，不要說是學霸，即使是成績平平的人，大概也很難體會那種永遠敬陪末座的自卑感。

而我，卻可以充分體會。

我升國中那年，入學時要做智力測驗，或許我運氣不錯，猜對率很高，竟陰錯陽差被編到了升學掛帥的「A段班」。

我可以明顯感覺出我父母跟人家介紹「我孩子是讀A段班喔！」時，溢於言表的驕傲之情，但，我在A段班的日子一點也不快樂。

A段班很重視成績，幾乎每天都有不同科目的小考。為了晚上能開夜車讀書，我才國一就開始喝即溶咖啡提神，可是我的程度在A段班根本就是業餘選手打NBA，只能單方面被碾壓，無論我再怎麼努力，也還是掌握不到要領，班上有四十七位同學，每次段考，我都是第四十六名，也就是全班倒數第二名。而那個年代又流行打罵教育，只要考不及格，就會被老師們用竹鞭、藤條、塑膠管、木棍等「花式修理」。

皮肉痛乃在其次，更讓人難以承受的是信心完全潰散。成績不好的人待在A段班，注定就只能是邊緣人，同儕間根本沒人會把成績是隻弱雞的人當一回事，自卑感已經把我逼得快要窒息，上學，變成是一件很痛苦的事情，我每天都想著要逃學。

A段班裡大部分的同學都很擅長讀書，有些天分高的學霸，隨便讀就能考高分，而腦袋駑鈍的學渣如我，無論怎麼讀，都還是看不到他們的車尾燈。

忍了一學期，因為成績太爛，我被「下放」到俗稱「放牛班」的B段班，卸下A段班的光環，同時也卸下A段班的壓力。

B段班的考題明顯簡單多了，就連我都可以考前幾名，從「牛後」變成「雞首」，我才開始慢慢可以正常呼吸、一點一點恢復信心，同學也不再把我當作「異類」，往後的兩年直到畢業，無論課業上或是體育方面，我都是班上的佼佼者，基本上，我在B段班的那兩年歲月，都是充滿自信與快樂的。

但好景不常，升上高職後，我的校園生活又變調了。

當年聯考結束後，十五歲的我也不知道該怎麼選擇校系，只能大人怎麼說，我就怎麼做，爸爸要我選跟哥哥一樣的學校，看分數落在哪裡，就去讀哪一科。

結果，我的分數最後落在機械科，進去讀了之後，發現根本沒有興趣，只讀了半年就讀不下去了，逃避心理加上青春期的叛逆，於是我抽菸、打架、蹺家樣樣來，最後甚至還慘遭退學。

後來搬家到南部，我必須重考，有了之前錯誤的經驗，這一回爸媽不敢下指導棋了，而是讓我自己選擇。因為我很喜歡畫畫，看到高職有「製圖科」的選項，我以為「製圖科」就是單純畫畫而已，於是我選了這個科系。

但入學以後，我才發現，其實喜歡畫畫的人，應該要選「美工科」才對，我選的「建築製圖科」，主要是學建築的，繪製工程圖與藝術創作是不同的領域。雖然又選錯了，但這次是自己選的，不能怪父母，我就認命繼續讀了下去。

高一時，我的成績很普通，班上有四十八位同學，我的名次是三十三名，但說也奇妙，高二之後，我的腦袋像是突然開竅了，開始慢慢能掌握到讀書的技巧，從高二至高三上，三個學期一共有九次月考，每次考第一名的人都不一樣；考第三名的，也前前後後換了九個人，唯有第二名始終都是同一個人，那個人就是我。

雖然我跟第一名無緣，但因為我表現穩定，高三下學期，我竟獲得了推薦甄試的資格。平心而論，當年我們那所學校學生的素質並不高，畢業後能夠應屆上二專的人數，一隻手就能數完，而我很幸運地就是其中之一。

畢業典禮那天，我還是代表我們科系上臺領獎的人，算是光榮畢業，這是我人生第一次有「意氣風發」的感覺，你問我這種感覺好嗎？當然好！我永遠不會忘記那種被肯定的美好。

不過，我的坎坷求學路顯然並沒有隨著光榮畢業而抵達終點，升上二專以後，又開啟了另一個痛苦輪迴。

開學沒多久，很快我就發現班上同學的程度比我高出一大截，很明顯我跟同學們是不同世界的人，國中時待在A段班的壓迫感彷彿又回來了，讓我十分惶恐。

當時家中有負債，我得寄宿在親戚家，光是上學就要轉三班車。為了減輕父母的負擔，放學後，我還要去打工賺錢，晚上十一點下班回到親戚家後，還得熬夜趕設計、做建築模型，隔天又得一大早起床轉三班車上學，嚴重睡眠不足。

建築模型的材料很貴，我打工賺的錢根本買不起像樣的材料，經常只能用便宜簡陋的方式完成模型，每次發表成果展，我跟同學的作品並列在一起，簡直就是小學生勞作跟專業級作品的差別，真的很丟臉！

勉強撐了一年，心力、體力都已經難以負荷，二年級時，我申請轉到土木科，終於可以從設計和做模型的地獄中解脫了，頓時覺得輕鬆多了。只是轉科系之後，我必須將之前沒修的學分補完，除了白天上課，晚上我也要到夜間部去補學分，因為時間有限，排課也有衝突，有些科目時間錯不開，最後為了補完學分，我必須延畢一年，二專讀了三年才畢業。

國中從 A 段班讀到放牛班、高中換了兩所、二專又轉科系讀了三年才畢業，讀書這條路對我這樣的「學渣」而言，真的可以說是相當曲折坎坷，所以我完全能夠體會那種肯上進、想讀書卻力有未逮的痛苦。

難道要做永遠的最後一名嗎？

我的成長經驗套用在蔡傑身上，其實也是適用的。

蔡傑在小學、國中，都沒有什麼表現的機會，小學六年、國中三年，都是毫無懸念的最後一名，就好像以前我在A段班時只能吊車尾，又或者是在二專建築科時，作品一路被同學碾壓一樣。

我雖已經活到中年，回想起那段困在「底層」苦苦掙扎的感覺，還是心有餘悸，但在我的求學期間，終究還是有一些高光時刻的，然而，蔡傑呢？他卻始終都是邊緣人。

我想，高中學歷應該就是蔡傑的最終學歷了，在他最後的求學生涯中，最重要的事情到底是什麼呢？

孩子或許心思駑鈍、不善表達，但他還是一個有血有肉有感情的人類，這種低人一等的挫敗感，他還是感受得到。

我問自己：難道僅僅為了「校名比較好聽」或「面子問題」，就忍心讓孩子整個求學生涯都「雞立鶴群」、做永遠的最後一名嗎？要讓自卑感成為他的全部回憶嗎？

回望自己的求學過程，當我自己被放在所謂比較「優秀」的環境中時，我得到的只有挫敗和孤立感；反而是在所謂比較「平庸」的環境時，我才找到自信與歸屬感。

因為孩子天生的限制，我並不會要求蔡傑的學業，但我衷心希望孩子在學校能夠被同儕接納、認可。但按照過去的經驗，小學低年級時蔡傑還能跟同學玩在一起，可是到了高年級，這種心智的差距就讓蔡傑跟童年玩伴漸行漸遠，到了國中，就更不用說了。

如果我把孩子放到程度都遠超於他的學校裡，他不但永遠無法獲得所謂的成就感，也很難得到其他同儕的認同，成績無法強求，連友誼也必須放棄嗎？

我真的很希望孩子在國民基本教育的最後三年，可以有機會也能站在鎂光燈下，從同儕之間獲得一些肯定與掌聲，擁有自己的「高光時刻」。

當年我在高二上學期，「不小心」考了第二名之後，那種榮譽感與自尊心突然大爆發，我加倍努力，希望能夠再一次體驗那種「贏」的感覺，而我也確實做到了，一直將這樣的好成績維持到畢業。

那種被認可、被讚賞、被欽羨，猶如「脫胎換骨」般的神奇感覺，用通俗一點的講法來形容，就是「太爽了」！我當然希望我的孩子有機會能夠體會到這樣的感覺，哪怕只有一次也好！

我可以想見，如果讓蔡傑去讀公立高職食品加工科，這三年注定還是要當永遠的最後一名，也肯定還是班上的邊緣人。

我希望他這樣草草結束自己的求學生涯嗎？

不，我不希望。

我寧願誠實地承認，蔡傑就是個特殊兒，跟那些孩子們並不是同一個世界的人，蔡傑應該選擇比較適合他的賽道才對。所以經過長考，我們決定還是去讀特殊學校。

選擇特殊學校，並不意味著蔡傑躺平就能贏（相反地，我絕對不接受孩子躺平，擺爛從來不是我們的選項），而是這條賽道的起跑線比較公平，我們只要夠認真、夠努力，就有機會爭取屬於自己的高光時刻。

04

讓我解開你心中的結

蔡傑心中的結並沒有真正被打開，情緒無處宣洩，
再加上我車上說的那些話又增添了一些壓力，
最後這口壓力鍋終於大爆炸……

有一回，我跟蔡傑在打網球，有個少女在旁邊看了好一陣子，等到我們休息時，她走過來表示她想學打網球，希望可以跟我們一起練習。

順口聊了一下，這女孩就住在附近，準備要上高三了，年紀上算是蔡傑的小姐姐。我想她跟蔡傑年齡相仿，兩個人一起練習網球也不錯，女孩可以從蔡傑那裡學習打球的技巧，而我們蔡傑也可以在過程中練習如何跟高中女生聊天互動，一舉兩得。

之後這位小姐姐還真的常過來練習，蔡傑已經打得很不錯了，小姐姐只是初

學者，由蔡傑來教已經綽綽有餘了，我只需要出嘴巴，練習與對打的部分全部都交給蔡傑。

其實，我比較希望蔡傑不要把所有心思都只放在打球上面，練習之餘可以多跟小姐姐聊天，女孩子通常比男孩子更擅長人際溝通，而蔡傑正好缺乏這種互動能力。一開始，我還會刻意引導他去聊一些女孩子可能會感興趣的話題，幫他們起個頭，建立自然的聊天氣氛，而這個小姐姐也是個善解人意的女孩子，還跟蔡傑互加FB好友，甚至互留電話，主動跟蔡傑相約到網球場打球，有時候我們比較晚到網球場，先到的小姐姐就打電話來問了。

蔡傑使用手機也三年多了，但他的手機都是用來上網而已，除了家人會打電話給他之外，我還真沒見過他有什麼朋友會打電話給他，這應該是蔡傑第一次接到除了家人以外的電話。我很感謝這個女孩，也很珍惜這個機會，期待蔡傑可以慢慢明白同儕建立友誼的技巧。

但，這種和諧互動的美好情景，沒持續多久就被打破了。

開學後某天下午，我如往常帶著蔡傑去打網球，後來小姐姐來了，我就先離開讓他們自己互動，沒想到十分鐘之後，我回來時，卻聽小姐姐說，蔡傑剛剛很生氣，還用球拍去打電線桿，打到球拍都斷裂了。

原本打球打得好好的，蔡傑突如其來這麼激烈的舉動，小姐姐肯定被嚇到了，但她很體貼說：「蔡傑今天情緒狀況不好，我自己去對面的學校練習好了。」

我很震驚，發生什麼事了？好端端的怎麼會這樣？

情緒失控的導火線

我問蔡傑生氣的原因，他說：「因為我沒有起床看書。」

蔡傑不善表達，他說的「沒有起床看書」只是一個線索，我得自己抽絲剝繭推敲。

我仔細回想來網球場前發生的事，我們沿途在車上聊天，我提醒他一些事情，告訴他如果爸爸媽媽都不在家，他自己一個人在家裡，要會自己安排時間，可以看書、寫日記、看電視、玩蛇板，或自己去外面騎獨輪車、上網跟朋友聊天，做什麼都好，就是不要一直躺在床上浪費時間。

當時蔡傑在車上並沒有表現出明顯異狀，只是應了聲：「好！」

我猜想，他可能覺得我當時是在「碎念」他，所以心中累積了一些怨氣，但又不敢在爸爸面前宣洩，於是爸爸離開之後，就爆發出來嗎？

等小姐姐離開後，我問蔡傑：「剛剛在車上，爸爸對你是用說的？還是用罵的？」蔡傑心虛地說：「用說的。」

「那你幹嘛生氣？爸爸只是提醒你而已，又沒有念你，也沒有罵你，你有看到爸爸生氣的表情嗎？你是不是誤會爸爸了？這支球拍很貴，你剛剛把它打斷了，爸爸沒有錢買新的給你，以後你要怎麼打網球？」

蔡傑一臉懊惱，不知所措。

無論如何，用暴躁的行為表達憤怒終究是不對的，孩子得知道這個道理。

我靜靜地拿起另一支球拍，要求蔡傑回到原來的地方，用那支斷裂的球拍和我對打。

剛開始的球拍還沒有斷裂得這麼嚴

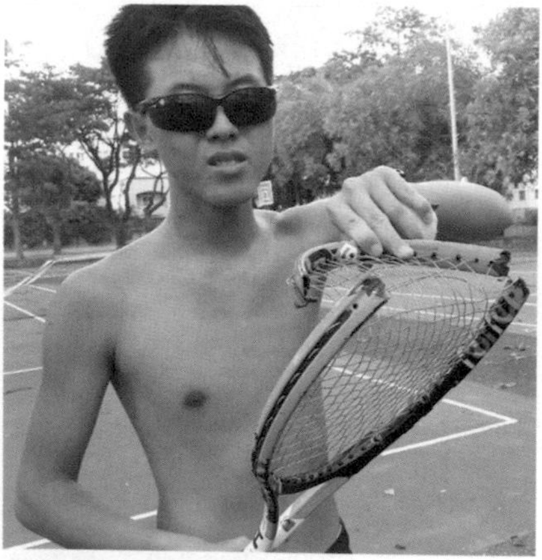

球拍斷了，蔡傑一臉懊惱。

重，勉強還可以把球擊回，但練習不到十分鐘，球拍就因為承受來回擊球的力道而殘破不堪，蔡傑只能用右手握著球拍手柄，左手扶著已經斷掉的邊框，苦撐著接球，但我依然堅持要繼續練習下去，就這樣持續打到天黑，他打得很痛苦，我知道，我故意的，我就要讓孩子知道發脾氣的下場。

在確定孩子已後悔打斷球拍的行為後，我們才去接媽媽下班，從頭到尾，我都心平氣和，也沒有開口罵他。

等媽媽上車之後，我才跟媽媽說剛剛他在網球場上發生的事情，媽媽知道蔡傑理虧，所以也不敢替孩子講話。在回程路上，我問蔡傑：「怎麼辦？這支球拍這麼貴，被你打斷了，你要怎麼賠爸爸？」

蔡傑趕緊拿起他的零錢包，數數看裡面的零錢，大約幾十塊錢，緊張兮兮地說：「我……我……用我的零錢來賠爸爸。」

媽媽聽了忍不住笑了出來，那點零錢，只夠買一杯飲料而已。

我繼續說：「一支網球拍要幾千塊，你那幾十塊錢，夠賠嗎？」

蔡傑囁嚅說：「我……我回去，用……膠帶黏起來……」

聽他這異想天開的解決方案，媽媽又忍不住笑了出來，但我仍面無表情說：

「如果黏得起來，而且還能夠打球，我就隨便你。」

蔡傑想不到更好的辦法，不敢再接話。

沉默片刻後，我說：「回家之後，拿你的存摺出來，看看裡面有多少錢，明天爸爸會帶你去郵局練習操作提款機，教你使用提款卡把錢領出來，用你自己的錢去買一支新的球拍來賠爸爸，你長大了，要開始學會解決問題，知道嗎？

「你如果很生氣，可以試著用講的，甚至用罵的，都沒有關係，但就是不能破壞東西、不能傷害到別人，以後你出了社會，如果再這樣做，你自己又不會解釋，人家才不會管你三七二十一，你一定會被別人誤會，不管是破壞東西或是傷害別人，都是犯罪，這是會被抓去關喔！

「這次你把自己的錢領出來，你的錢就變少了，離你想要買機車，還是買汽車的心願就更遠了。犯了錯，要學會承擔，你要自己學會負責，懂嗎？」

蔡傑默默聽訓，突然小聲說了一句：「我被念的時候，不可以笑。」

一般人聽他冒出這一句，肯定一頭霧水，但知子莫若父，我知道他講這句話背後的脈絡。這跟他的成長過程有關，以前他小五、小六時，在學校犯錯被老師責備，他經常搞不清楚狀況，老師罵他時還會笑，老師跟我反應過多次。

我知道孩子表達能力不好，他只是想緩解自己緊張的情緒，用笑容來克制自己不要暴衝，他其實也在學習，不要讓情緒失控產生的行為，造成更嚴重的後果。

多年前我曾經提醒蔡傑：「你在學校被老師罵的時候，臉上不要有太多表情，爸爸可以體諒你有這樣的行為，但並不是每個人都像爸爸這麼了解你，你去到外面，如果被糾正，你心裡面可以想其他開心的事情，但不能笑出來，免得又被人家誤會，人際互動是要看情境的，什麼樣的情境就要配合什麼樣的表情。」

他剛剛突然說這麼一句，想來是在這種做錯事被糾正的氣氛下，努力告訴自己要做出「適合的」反應，一想到此節，我又不禁心疼起孩子，不再繼續念他了。

晚上回到家，我反覆琢磨了很久，蔡傑會故意把球拍打斷，恐怕並不只是單純因為在車上我提醒他的那些話，那只是最後的導火線而已。

車上說的那些道理，從小到大，我幾乎每天都會講，但過去他從來沒有發那麼大的脾氣過。

他發怒的真正癥結點，可能跟他當時生命中的「大事」有關。

真正的癥結

前面也談過蔡傑的升學選擇，雖然他沒考上我原本期待的綜合職能科，但還是有錄取公立高職的機車修護科和食品加工科，經過考慮，我還是選擇讓他去讀特殊學校，這中間我也跟媽媽、蔡傑溝通過好幾次了。

開學前一天晚上，睡覺前，蔡傑突然把媽媽找去他的房間，講他明天就要去特殊學校的事情，邊講還邊哭。隔天去了學校，回到家以後，又找媽媽哭訴了一次，媽媽連續聽了兩天蔡傑的哭訴之後，也跟我抱怨：「你為什麼不讓他去念他學姐讀的那間學校！」

其實，蔡傑原本是有自己「屬意」念的學校。他想要讀的是一間私立高職，理由是：可以在學校看到他喜歡的漂亮學姐。我很清楚那所學校完全不適合蔡傑的程度，學姐在學校也會有自己的朋友，若只憑可以「看一眼學姐」這樣的理由就決定學校，未免也太過草率。

但孩子心思單純，無法明白我選校背後的種種曲折考量，只能在心中累積心願無法得償的委屈情緒，他只敢跟媽媽哭訴，不敢找爸爸說。而媽媽又只能安撫孩子，蔡傑心中的結並沒有真正被打開，情緒無處宣洩，再加上我車上說的那些話又增添了一些壓力，最後這口壓力鍋終於大爆炸，所以才會氣到把球拍打斷。

解鈴還需繫鈴人，我得好好陪孩子「梳理」這種情緒，不然這股委屈恐怕不會真正消散。

我們的日子從不曾白過

隔天早上，我帶著蔡傑去郵局，教他使用提款卡，學會看收據上面的數字，以及怎麼刷存摺的簿子。我們站在提款機前，反覆練習了好幾次，這是蔡傑第一次學會使用提款機來領錢。

我們帶著這筆錢，到運動用品社挑選了一支適合他的球拍，算是完成了打斷球拍事件的「懲罰」。

接著我們馬上來到網球場，測試新的球拍好不好用，運動之後，蔡傑心情才逐漸好轉，休息時我問蔡傑：「你前兩天都找媽媽哭，是在難過什麼？你不喜歡新學校？還是你會怪爸爸沒有讓你去念私立學校？」

蔡傑說：「不是啦！因為我看不到以前的同學了。」

哦，是這樣啊。記得蔡傑以前剛上國中時，也有過類似反應，我問他：「你會懷念以前國中的同學嗎？」

「以後都看不到了。」

「你如果會想念同學，可以用FB跟同學聊天啊！」

每一次蔡傑只要換新環境，要面對未知的轉變，總會感到緊張與害怕，為了消除他的恐懼感，我只好用我過去的經歷來引導他。

「蔡傑，爸爸跟你說一個故事……」

我告訴他，十二年前，我決定當全職爸爸，要讓媽媽養，在當時，沒有人認為爸爸這樣做是對的，在很多人眼中，男人不工作，靠女人養，是一件非常沒有尊嚴的事情。

「因為要全職照顧你，我長期沒有工作收入，只能靠著媽媽微薄的薪水，日子真的窮到差點被鬼抓走。

「訓練你的所有教材、教具，爸爸都是自己DIY來的，只要爸爸能夠自己發明，自己設計，能夠不花錢，我就不花錢，可以自己來，就都自己來。

「別人說，一個大男人長期被老婆養，沒有尊嚴，沒有志氣，都窮成這樣，還不去賺錢？就連爸爸自己也會懷疑，我這樣繼續堅持下去，真的是對的嗎？

「我們一起經歷過那麼多風風雨雨，流血、流汗、流淚，枯燥又乏味的訓練，好不容易才進步一分，卻又莫名奇妙退步兩分。生活，除了重複，還是再重複，這些不為人知的訓練過程，有誰會想要去經歷這些事情？

「雖然爸爸很努力，但別人可能根本看不出你到底有什麼長進，有做跟沒做好像也一樣，那些閒言閒語、冷嘲熱諷從沒停過。

「很多大男人在面對自己孩子的問題時，都會把責任全部推給媽媽，或是推給專業人員，自己能躲就躲、能閃就閃。但是，爸爸沒有，我一直默默承受，十二年之後，爸爸終於站了出來。

「累積無數次失敗的經驗之後，好不容易從全職爸爸的身分，轉變成特殊教育、親職教育的講師，親自走遍各地去分享，讓全世界所有人都願意來認識自閉症，現在，還會有人認為爸爸當初的決定是錯的嗎？

「爸爸只希望你一定要保留你原本的本質，每天都笑咪咪，不要被現實環境影響了，帶著你的笑容與熱情去學校，去影響你的老師、你的同學，將你快樂的特質帶給你身旁所有的人。

「不管你念什麼學校、未來會有什麼變化，都不用擔心，因為，爸爸一直都在。」

蔡傑小時候因為自閉症的關係，真的很「盧」，但我們父子倆一路上經歷了那麼多，如今他已是個可以「講道理」的孩子了，他雖然不聰明，但只要好好跟他解釋，他是可以體會到我的用心。

我講了很久，蔡傑一直靜靜地聽，過程中，他的表情逐漸有一些細微的變化，我知道，他內心的結慢慢鬆開了。

在他心目中，爸爸好像就是個什麼都會的無敵鐵金剛，但是，這樣「萬能」的爸爸，原來也有這麼「慘」、這麼「苦」的心情，相較之下，他不能去讀漂亮學姐所在的那間高職，好像也算不得什麼了。

講到最後，我不敢說這番「講古」讓他醍醐灌頂、茅塞頓開，但他整個人的表情，就像電玩裡原本血條已經快用盡的主角，又突然吃了仙丹一樣滿血復活，眼神發亮，笑容燦爛，又恢復成那個活蹦亂跳、陽光開朗的蔡傑。

我們這種孩子的好處就是單純到極點，他心境的轉變，全寫在他的臉上、肢體上。

我繼續跟孩子討論未來要在學校裡學習的事，還有以後我們應該具備哪些能力；他也跟我聊起以前小學五年級的事情，時空一下子穿梭到幼稚園，又再跳回國中二年級。這孩子開心、興奮時總是這樣，在腦海中不同時空來回「穿越」，他會絮絮叨叨跟我分享過去許多我們一起經歷的往事，很多都是我幾乎快忘掉的事情，但因為蔡傑，往日點點滴滴，又一一浮現。

我們的日子，從來不曾白過啊，哪怕別人一時看不出來。

是的，我們這麼努力，過去、現在、未來的每一天，都不會白過。

最後，他很滿意地連聲說了好幾次「好！」

「爸爸，我們繼續練習！」

「爸爸，我要變得更強！」

長期跟心無渣滓的蔡傑相處，連我的心思都變得越來越簡單。

就這樣，單純的孩子與簡單的爸爸，兩個傻瓜，又開始精神抖擻繼續練習網球，直到天色漸晚。

孩子，請一定要繼續保持這種正能量，一生一世，都不要忘記喔。

情緒失控的代價

2018年9月2日

今天是禮拜六，吃完午餐我去睡午覺，下午要跟爸爸去訓練網球，我有賴床，沒有準時到樓下，在車上就被爸爸念了一頓。

到了網球場，爸爸先去買東西，有一個朋友跟我練習，我們對打了十分鐘，因為我剛剛被爸爸念，越想越生氣，忍不住了，就拿網球拍去打電線桿，結果網球拍被我打斷掉了，朋友也被我突然的舉動嚇了一跳！

這個時候爸爸剛好回來，他看到網球拍斷掉，沒有辦法打了，就請朋友先回家，朋友離開之後，爸爸說：「來，我們繼續打」，可是我的球拍已經壞掉了，爸爸還是堅持要我用壞掉的球拍來跟他對打，因為網子沒有彈性，很不好拍，爸爸還是要我繼續拍，我們拍了幾分鐘，球拍斷得更嚴重，已經完全沒有辦法打到球了。

爸爸把我叫過去：「自己弄壞掉，要自己去解決，網球拍很貴，要好幾千塊，你要賠錢。」我就說：「我的錢沒有很多。」爸爸繼續提醒我：「不高興的時候，可以找人說出來，用溝通的方式來解決，講一講就沒事了，不能破壞東西，也不能傷害到別人，不然會被警察抓走，如果被關進監獄，以後就看不到媽媽了。」

我知道錯了，也很後悔，我不能衝動去破壞東西，才不會造成很嚴重的後果，爸爸處罰我的方式是晚上回家要主動去幫媽媽洗碗，請媽媽陪我看存摺，然後要用我自己的錢買一支球拍來賠爸爸。

回家後媽媽跟我一起檢查我的存摺，裡面有六千塊，我跟媽媽說：「錢要存多一點，不然怕我情緒失控，不小心又破壞東西，又要

蔡傑日記

賠錢，本來要買機車的錢就要另外再存了，會很辛苦，如果一直賠錢，我就沒辦法買機車了。」

我已經不是小朋友了，做錯事情要承認，情緒要控制好，不能破壞東西，不然就要賠錢。

後來爸爸帶我去郵局，用我的提款卡領錢，領了二千元去買一支球拍，這樣子我的錢就變少了，我會很心疼，如果我不要破壞東西，就不用浪費錢了。

Chapter 2

星星少年的燦爛青春

孩子長大了，可以離家外宿、參加活動，
享受跟朋友們的互動，
啊，這真是太美好了，
所有辛苦，都值回票價。

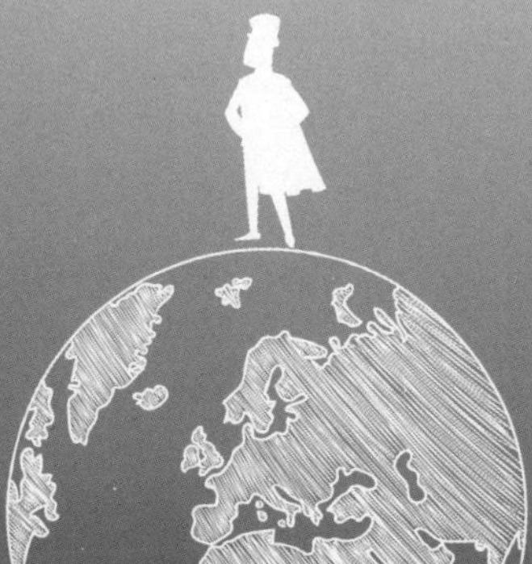

01 一點點勝利的感覺

他不懂比賽規則，也沒有任何得失心，
整場比賽下來，始終滿臉笑容，
就像平常練球一樣，維持他原有的步調。

蔡傑在小學與國中階段讀的是普通學校，團體生活同儕之間的競爭，他永遠排不上邊，沒有任何表現機會，注定是黯淡無光，更不用說出去參加比賽了。

直到高中上了特殊學校，劣勢的處境才逐漸扭轉過來，學校老師很用心，總是積極為蔡傑爭取參加校外各種比賽。

我對孩子參加比賽並沒有什麼勝負心，一般父母期待孩子參加比賽，就是要獲得好成績，我們生了特殊孩子，沒辦法奢求太多，有比賽的機會已經夠讓我們開心了，輸或贏一點也不重要，只要孩子青春歲月過得充實，能留一些美好的回憶，不要始終都當邊緣人，我就很滿足了。

高一下學期，老師幫蔡傑報名全國身心障礙桌球比賽，我自己對桌球並不拿手，也沒特別額外花時間陪蔡傑練習，他只有在小學、國中的體育課練習過而已，加上蔡傑對「比賽」這件事永遠狀況外，他一直都搞不清楚比賽規則，也不會算分數，因此賽前我抱著「志在參加」的心態，心想可能第一場就要打包回家了，就當作是個體驗吧。

沒想到，蔡傑竟然大爆冷門，在這場桌球賽取得第四名的佳績，簡直跌破我的眼鏡。

第一場蔡傑就遇上了一個高手（這個少年最後拿了冠軍，實力可想而知），很擅長快速變化球，只要他一發球，蔡傑一定打到界外。

殺球，本來就是比賽中正常的表現，但蔡傑搞不清所謂「比賽」就是要想盡辦法讓對方無法招架，對蔡傑來說，球路刁鑽就是故意亂打，比到一半，蔡傑還忍不住數落了對方一句：「你不要亂拍啦！」

中場休息時間，我連忙跟蔡傑說：「你不能說人家亂拍，這是人家的技術喔。你只要專心看球，把球擋回去，打在界內就好，就像爸爸平常訓練你打網球一樣。」

蔡傑似懂非懂地回答：「好、好，我知道了。」

因為實力差距太多，接下來的比賽，就如我預期，第一局與第二局蔡傑以懸殊的比數輸了。

帶孩子參加比賽，通常在中場休息時，家長或教練多半會對孩子做技術指導或提醒注意事項，但我卻沒有對蔡傑提點這些事情，講了他也聽不懂，我們盡力、盡興打完就夠了，開心最重要。因此在場邊我都只是陪他聊一些他有興趣的事情，比如說：漂亮學姐啦、喜歡的MP3啦……等跟比賽完全不相關的話題。

在休息時，我無意間聽到少年的爸爸對孩子說：「慢慢打，不要打那麼快……」原以為他只是在幫助孩子調整球路，但之後的第三局，對手還真的是「慢慢打」，甚至還「自爆」出現很多失誤。

我恍然大悟，對手是故意放水的。

他爸爸一定是看出蔡傑的情況，所以要兒子陪蔡傑練球就好，少年只要一失誤讓蔡傑得分，就會轉頭回去跟他爸爸相視一笑。因為他手下留情，原本實力落於下風的蔡傑居然可以跟他對上好幾顆球，甚至第三局打完，蔡傑還贏了。

之後的第四局，這個少年一樣刻意慢慢打，讓蔡傑贏球。直到第五局，因為攸關最後勝負（他需要在五戰中取得三勝），他才拿出原有的實力擊敗蔡傑。

我很感謝這位爸爸的體貼，他真的是佛心來的，這個少年明明可以直落三輕取蔡傑，但他讓孩子陪蔡傑多打了兩局。

雖然蔡傑開場輸了，但因為賽制是循環賽，也就是說，我們即使輸了一場，還是可以繼續跟其他選手競賽，最後兩組中的前二名再交叉對決。

對我來說，能夠在賽場多待片刻、多幾分體驗，就是一件好事。不過，按照蔡傑的水準，我看下一場應該很快就會被打敗，差不多可以準備回家了。

太極桌球以柔克剛

沒想到，我竟然又料錯了。

第二位選手的實力並沒有像剛剛的少年那麼強，但看得出平常還是有在練習的，也會打變化球，而且他還帶了啦啦隊來熱情加油；而我們家蔡傑只會打軟趴趴、毫無攻擊性的球，又沒有啦啦隊在旁邊「應援」，毫無氣勢可言。

結果，蔡傑居然前兩局都贏了……

明明蔡傑只會餵很甜的球給對方，為什麼能贏呢？

因為對方在求勝心驅使下全力回擊，但這麼用力，很容易就把蔡傑軟綿綿的球打出界，於是蔡傑就得分了。看來我們蔡傑打的是「太極桌球」，竟然可以以柔克剛、以靜制動擊敗對手。

取得兩勝以後，我開始期待第三局能以直落三擊敗對手，結果蔡傑可能受到對方啦啦隊響亮的加油聲干擾，以8比11輸給對手。不過到了第四局，雖然對手的啦啦隊仍然很鬧騰，但因為蔡傑的穩定度與失誤率都比對手好一些，最後比數是11比7，蔡傑又贏了一局！先取得三勝！

狀況外的蔡傑不知道自己已經贏了，還繼續拿起球準備要發球，我趕忙說：「不用了，比賽結束，你贏了。」

蔡傑本人沒什麼反應，但我內心卻頗激動。這可是蔡傑從出生以來，參加比賽第一次打贏對手！我真想放鞭炮慶祝！

原本準備要回家的我開始暗暗期待，如果我們可以繼續保持下去，說不定還有機會以這種「太極打法」贏球喔。

不過，第三場選手的實力高出蔡傑一截，第一局就以11比5的差距打贏蔡傑。觀賽時，我突然想到，上一場球賽的對手在連輸兩局後，明顯受到啦啦隊的激勵，因而打贏蔡傑，如果我也厚著臉皮替蔡傑加油，不知他是否可以信心大增？

其實我的性格是有一點害羞的，但為了兒子，我豁出去了！第二局在蔡傑拿下第一分時，我就用臺語大喊了一聲：「婧（漂亮）！」蔡傑一聽到我的讚美，立刻露出燦爛的笑容，之後他又拿下一分，我又大喊了一聲：「婧！」

我從他的表情就看得出來，他的信心真的被我喊出來了，從我那兩聲「婧！」之後，蔡傑就沒有再失分了，這一局以11比3贏球了，雙方扯平。

第三局，分數開始拉鋸，對手一開始領先，但後來又被蔡傑扳回一城，我在旁邊拍攝，都緊張得直冒汗。最後，雖然蔡傑還是一路餵好球給對方，但因為對手自己三次殺球失誤，以8比11輸給了蔡傑，到此蔡傑領先一局了。

第四局，蔡傑一樣維持著自己的穩定度，最後以三分之差，拿下第四局的勝利，先取得三勝，又贏了這一場，變成A組的第二名，這意味著蔡傑可、以、進、入、決、賽、了……

我簡直喜出望外，在賽前，我完全沒想過蔡傑可以殺進決賽，這真的是意外的勝利！

勝利的快樂，一點點就好

進入決賽有四位選手，賽程是A組的第一名與B組的第一名先對打，另一場是A組的第二名與B組的第二名對打，最後再交換對決。

大概是忍太久了，蔡傑在這個節骨眼突然跑去上廁所，我跟裁判解釋，請對手先等一下，把蔡傑的球拍放在桌上，就趕緊跟去廁所瞭解狀況。

沒想到，我們從廁所出來以後竟被告知，在等候的這段時間，對方教練走進球場，看一下我放在桌上的球拍，竟提出抗議，說蔡傑的球拍不合格。

我大吃一驚，不合格？為什麼？有規定要用什麼球拍嗎？我們用的是文具店買的五十元球拍，這種球拍不能拿來比賽嗎？

後來我才知道，桌球比賽用的球拍上面是有特別標誌的，相當昂貴，但我們是第一次參賽，桌球也不是我們日常重點訓練的項目，對此一無所知。

總之，因為球拍不合格，蔡傑這一場不用比了，直接被判出局。

之後老師趕緊四處去向其他選手商借球拍，還記得蔡傑第一場比賽那位佛心的爸爸嗎？他也有過來關心蔡傑怎麼沒有上去比賽，知道原因後，他很阿莎力地說：「我們有帶兩支球拍，一支先拿去用吧！」

因為蔡傑的老師已經跟其他選手借來了一支球拍，我們後來沒使用這個爸爸的球拍，但我心裡真的很感謝他。

因為球拍問題，最後的決賽原本應該要比兩場，但一場直接被判出局，蔡傑只剩下一場能打。

最後這場的對手是B組的第一名，他的速度與技巧就跟蔡傑第一次對上的那位少年一樣，對方氣勢也很強，從頭殺到尾，蔡傑完全不是他的對手，以直落三的方式落敗，名列第四。

雖然第四名沒有獎狀，但蔡傑還是很開心。他不懂比賽規則，也沒有任何得失心，整場比賽下來，始終滿臉笑容，就像平常練球一樣，維持他原有的步調。

因為前一天出發之前我有答應他，如果可以贏一場，就帶他去吃麥當勞；贏兩場，可以吃肯德基；贏三場，就可以吃壽司、生魚片，他贏了兩場，我也實現諾言，回程馬上帶他高高興興地去吃肯德基，為這一天畫下美好的句點。

回到家之後，或許打贏了兩場，蔡傑有了那麼一點點成就感，還自動自發寫了一篇比賽的日記。過去他對於勝負從來沒有感覺，這可是他人生第一次萌生了一點勝利的快樂。

我知道，這孩子的本心是不會變的，並不會從此變得爭強好勝，還是會繼續保持他與世無爭的純淨心靈，我覺得這樣很好，不用去改變什麼，完全不必為了比賽失利沮喪失落。不過，基於做爸爸的一點小私心，我還是希望在贏的時候，孩子可以為自己的表現好好高興一下。

快樂，是我最希望孩子擁有的資本，我希望他終其一生，都能帶著他招牌的笑容，向著光、向著快樂前進。

第二次桌球比賽

2019年3月23日

老師又幫我報名比賽，這一次讓我參加全國中等學校身心障礙者會長盃桌球錦標賽，早上媽媽開車載我們去水上交流道，然後老師就接我們去高雄比賽。

我們很早就到比賽會場了，爸爸先陪我練習，熱身好開始正式比賽，我跟第一個選手對打，剛開始很緊張，都打不好，後來有打得比較順了，我開始覺得有成就感，雖然最後我還是打輸了，但我覺得有運動到，有流汗，就會比較舒服。

之後換第二個選手，有一直拍，拍的比較久，最後我打贏了，然後就休息一下，我有喝舒跑，然後再換第三個選手繼續拍，這一次比賽有比很久，我不用馬上回家，我覺得很好玩，這一場比到最後我又贏了。

到後來又有第四個選手，因為對手沒有打得很準，都會出界，爸爸有跟我說，只要我穩定地拍回去，不要出界，好像就可以贏了。可是後來我去上廁所回來，爸爸說這場不用比了，換到下一場，第五個對手打得很快，我沒有比人家厲害，就輸了，我也不知道分數是怎麼計算的，但是今天的比賽，我可以打很久，打了很多場，我就越打越興奮，有覺得好玩。

比賽完回嘉義，爸爸覺得我今天表現很棒，就帶我去吃肯德基，有著條，這是我第三次校外比賽的經驗，羽毛球一次，桌球兩次，雖然每次都打輸，但是我好像有進步，上場的時間也越來越久了，只要可以吃大餐，我就覺得很開心。

蔡傑日記

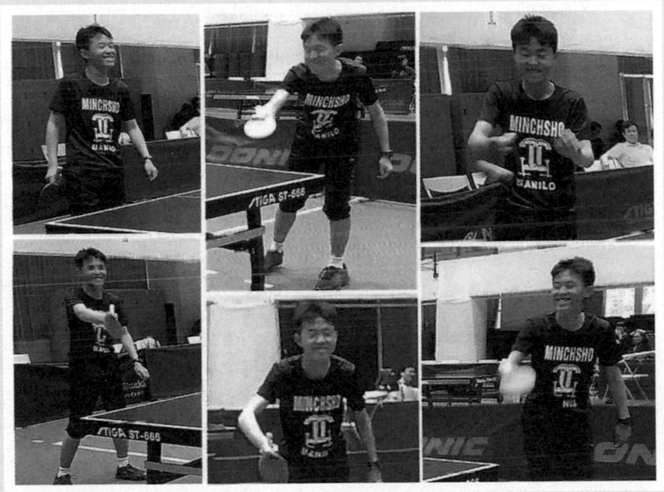

蔡傑比賽一點也不緊張。

02 放心，你可以自由飛

孩子回家後，我問他：「一星期都在外面，你會不會想家？」
「不會！」
嗯，這是件好事。

離家外宿這件事，在蔡傑的生命中，應該算是一件大事。

對於大多數孩子來說，可能早在小學階段就有不少離家外宿的經驗了，比如說，去同學家過夜、班級旅遊、畢業旅行等。

但蔡傑是特殊兒，不像普通孩子一樣可以跟其他人正常交流，我無法輕易「脫手」讓他在外過夜。

記得蔡傑小學畢業前，學校發了一張畢業生晚會通知單，上頭寫著要宿營學校一晚，我問他：「想不想參加？」

「不想。」他不假思索地回答，表情沒有絲毫期待。

我問他為什麼不想，他表達能力欠佳，回答得支支吾吾。我猜想，難道是他擔心自己會被同學欺負嗎？因為他一直沒辦法把話講得很清楚，因此我也只停留在猜測。

後來幾天，我又反覆詢問他好幾次，才漸漸把他在學校裡發生的事情拼湊出來。這孩子在學校，果然有被同學霸凌。

蔡傑是那種乖乖牌型的小孩，並不會主動挑釁別人，但即使如此，還是會招惹來一些莫名其妙的惡作劇，比如說下課時間就是會有同學去踢他，甚至課堂上還會有同學用鉛筆去刺他。單純笨拙的他，完全沒有反擊能力。

其實蔡傑在幼稚園階段，我就親眼看過他被同學欺負，不過，他從沒在我面前埋怨過，也不曾表現出激烈的拒學行為，依然每天笑咪咪地去上學。上小學以後，每天放學時間我去接蔡傑，他總是滿臉笑容，我還以為他在學校也過得不錯，這孩子不善表達，當然也沒有跟我告過狀，要不是那張宿營通知單，我可能永遠也不知道孩子在學校受了這麼多委屈。

後來我跟級任老師溝通，他的級任老師也不知道，我請老師幫忙調查求證，結果令人痛心，他在學校還真的有被同學欺負，我也知道是哪些孩子找他麻煩，但我最後還是選擇原諒他們，已經快畢業了，此時再去追究，也沒有多大意義了。

對大部分小孩來說，畢業宿營是童年結束前的亮點之一吧，但對蔡傑來說，恐怕只是增添另一段不堪的回憶，就連級任老師也覺得他不要參加比較好，孩子在團體裡的處境如何，可想而知。

雖然可能有些遺憾，但不參加，那就不參加吧，在這種情況下，我也不想勉強孩子。

在群體中，自閉兒這種弱勢成員，注定就會成為某些孩子的「獵物」。孩子無端被欺負，我做父親的當然心痛，但這就是自閉兒難以避免的宿命，與其怨天尤人，我選擇實際一點，想辦法跟孩子一起為這些委屈找到「出口」。

我絕不輕易讓怨憤情緒去「汙染」孩子的心，**我一直努力讓孩子知道，遭遇挫折是很正常的事情，不要因此被擊倒，我們還是可以很正向地走下去。**

我的作法是每天都堅持陪他去運動，揮灑大量汗水的同時，也把那些負面情緒宣洩掉，我相信喜歡運動的孩子，一定可以朝陽光的方向前進。

快樂的出行

我們這種努力看似有點阿Q、有點傻氣，但在多年後，還真的結出了美好的果實。

蔡傑上了特殊學校以後，剛開始或許有些緊張，整天跑廁所，但是後來就如我所願，他適應得不錯，過去那些體能訓練，也讓他獲得不少站在舞臺上的機會。更重要的是，在特殊學校，他可以免於被歧視、真正被接納。

剛入學沒多久，老師就幫蔡傑報名參加特奧青少年領袖力培訓，因而有了第一次脫離父母的機會，讓他在外面住了三天，那一次還算順利，到了下學期，又有全國高中童軍露營活動，先在學校住兩天、再去外縣市露營四天，得離家將近一個星期。

這中間，沒有一通電話，活動結束後，蔡傑平平安安回家，沒有生病，也沒有任何不對勁，做為父親，孩子能夠順利「脫手」外宿這麼多天，我真的深感欣慰，也很感謝學校老師的指導與照顧。

孩子回家後，我問他：「一星期都在外面，你會不會想家？」

「不會！」

嗯，這是件好事，爸爸可不希望你太黏。我又問：「你有想爸爸嗎？」

「沒有！」

很好，很棒很棒，青少年就應該要這樣。

「那你有想媽媽嗎？」

「有一點。」

這孩子就是老實，也不會偽裝一下兩面討好。嗯，沒問題的，青少年可以暫時不需要爸爸，但，情感上還是需要媽媽的。

蔡傑後來寫了一篇日記，交代了那幾天發生的事情，我在他睡著以後，一字一字細讀著，錯字很多，他還把「露營」寫成「錄影」，但我還是可以看得懂。

蔡傑在日記中提到搭帳棚、跳舞、射箭、打木頭、烤肉、玩陀螺、逛夜市、去不同的地方參觀、晚會表演等露營活動的項目，他們還去了鹿港，活動好豐富啊。

日記中也寫到他與臺中特殊學校的學生一起表演獨輪車，我看了滿訝異的，蔡傑的學校只有他一個人會騎獨輪車，能夠跟他校同學一起表演真是太好了。

雖然蔡傑的表達能力還是不太精準，日記也寫得有些零零落落，但從中可以感覺得出，全國高中童軍露營活動對他來說，絕對是一趟快樂充實的出行，我心裡真的很安慰，小學時無法參畢業宿營的遺憾，多年之後，總算得到彌補了。

慢慢飛，也可以飛越重洋

還不只如此，蔡傑這隻慢飛的鳥兒，不僅可以離巢，甚至還曾遠渡重洋飛到國外去呢。

蔡傑過去在普通學校，很難有什麼表現的機會，直到上了高中之後，才開始能嶄露頭角。曾有個可以到阿布達比（阿拉伯聯合大公國首都）的出國活動推薦蔡傑參加甄選，我們也很認真準備了，**雖然後來落選，但沒關係，至少我們是「有機會」的，要繼續努力！**

後來，蔡傑又遇到一個可以參加國際教育旅行的機會，獲選者可以到日本參訪六天，名額有限，全校只有八位學生可以參加。因為報名踴躍，校方便根據在校成績、記功、記嘉獎等項目進行篩選，最後還要通過面試，才能獲得出國機會。

可以出國長見識欸，我們當然要好好把握這次機會！

蔡傑表達能力較弱，我要他先針對此事寫一篇日記，並事先在家反覆練習面試技巧，還將過去寫的厚厚日記本帶去學校，念給評審老師聽。

果然，機會是留給有準備的人，蔡傑雀屏中選了！這隻小鳥兒要飛過大海了！

蔡傑出國那幾天，看著校長從日本傳回來的相片，我不僅開心，簡直有些驕傲了，這孩子離開父母，在沒有人要求的情況下，依然懂得自律，會利用休息時間或是搭電車的時間來寫札記，令人既欣慰又感動。

家長的心是矛盾的，一方面，希望孩子能夠永遠跟自己親密無間，但另一方面，隨著孩子長大，又會希望孩子可以獨立，已經不是嗷嗷待哺的雛鳥了，要學著離巢飛遠一點啊，就算父母不在身邊，也可以享受自己的精彩生活。

孩子長大了，可以離家外宿、參加活動、享受跟朋友們的互動，啊，這真是太美好了，所有辛苦，都值回票價。

你看，爸爸就跟你說吧，雖然生活中難免有挫折，但我們只要努力，人生一定是光明的呀。

2018特奧青少年領袖力培訓

2018年10月16日

老師帶我跟融合夥伴（編按：與智能障礙者共同參與比賽訓練的非智能障礙者）去桃園參加「二〇一八特奧東亞區田徑賽暨青少年領袖峰會」，這一次的活動我們準備要在外面三天兩夜，我很期待，因為可以一邊學習一邊玩。

第一天來到活動現場，我們要先上整天的課程，講師有介紹這個活動的由來，我的程度沒有那麼好，只聽懂簡單的，太難的內容我就聽不懂了，還好有老師跟思廷姐姐在，她們會教我怎麼做，有分組活動需要討論，讓我們在海報上做圖表，要畫圈圈，也要做筆記，我覺得很難，太複雜了，我只能乖乖的配合，慢慢的學習。

晚上就搭車回飯店放行李，老師帶我們去地下街吃大餐，我是點牛排，有吃得很開心，也有到處去逛逛，然後回飯店，思廷姐姐教我寫筆記，也練習怎麼訪問運動員，明天我們就要開始去運動場訪問選手了。

第二天早上還有課程，還要繼續去上課，上完課之後我們就帶著筆記本去運動場訪問，有看到我們學校的學生，全部都是二三年級的學長姐，他們在比賽跑步，思廷姐姐帶著我去訪問其他學校的選手與教練，我們訪問了六個人，都要全部記錄下來，因為晚上回到飯店要整理訪問的內容，要做成果，晚餐我們是吃牛肉烏龍麵，我也覺得很好吃。

第三天早上一樣有課程，之後的活動有安排視力檢查，結果發現我有近視，她們有幫我配眼鏡是免費的，配好後會把新的眼鏡寄到我

蔡傑日記

們家，參加這一次的活動，我有認識到新朋友，也有認識到體育大學的哥哥和姐姐，我們有加FB的好友，最後一天大家有一起拍照，留下了美好的回憶。

這是我第一次參加特奧活動，也是第一次可以離開爸爸媽媽去外面住，以前讀小學跟國中都沒有這樣的機會，謝謝老師願意幫我報名，讓我有新的學習。

03 得冠軍，拿金牌

我敢說，他的恆毅力，
確實值得一句「真敖」！

臺灣有一首琅琅上口的童謠是這樣唱的：

「真勢（厲害）、真勢，出國比賽，
得冠軍，拿金牌！
光榮返回來！」

帶孩子這麼多年，我們彼此琢磨，我慢慢習慣了跟孩子一樣「與世無爭」，我曾經以為什麼「出國比賽」、「冠軍」、「金牌」，都是跟我們無緣的事情。

然而，沒想到蔡傑這孩子卻真的做到了兒歌歌詞裡的事，他真的贏得海外比賽的資格，最後還得了冠軍、拿了金牌，光榮回家來！

二〇一九年，學校幫蔡傑報名了網球比賽，最後贏得比賽的隊伍，可以到上海參加二〇一九年國際特殊奧林匹克東亞區網球競賽，這比賽光聽名字就覺得格局不凡，要是真能夠參加就太好了。

但難題來了，因為學校幫蔡傑報名的是「雙打」比賽，需要找一位融合夥伴，也就是要找一個正常學生來搭配我們特殊學生，才符合融合的精神。

這對我來說有點傷腦筋。因為我們家沒有餘裕可以請專業教練，加上孩子那種木頭人特質與機器人腦袋，也不是一般教練可以應付得來的，所以蔡傑從小到大所有的訓練，舉凡直排輪、游泳、獨輪車、蛇板、乒乓球、羽毛球、雙龍板、籃球、網球等訓練，都是我一個人包辦，很多技能我自己也沒接觸過，花了非常多的時間摸索自學，等我學會練熟了，再去教孩子。

在這種情況下，我根本沒有多餘的資源跟時間去建立相關人脈，所以老師要我去找人來跟蔡傑搭檔時，倒是把我難住了，十幾年來，我都是自己一個人土法煉鋼，也沒有認識的人會打網球，要去哪裡找人來搭配？

我後來想到，我曾跟嘉義縣網球委員會的陳總幹事有過一面之緣，雖然覺得頗難啟齒去麻煩人家，可是截止時間已經迫在眉睫，還是厚著臉皮傳了訊息拜託對方，幸好陳總幹事人很熱心，很爽快就答應了；與此同時，學校老師也積極幫忙找融合夥伴，最後總算很驚險地在報名截止日期前兩天，壓線找到一位比蔡傑小一歲的高中生搭檔，完成了報名手續。

這位融合夥伴小學四年級就開始打網球，平常有專業教練指導；蔡傑則是小學六年級才開始練習，靠的是自學的爸爸傳授，這兩人生命原本毫無交集，因為融合比賽才有機會結緣。融合夥伴的媽媽十分用心，為了這次的比賽，除了安排兩位網球教練指導，還拉著夥伴的哥哥一起來陪蔡傑練習，讓蔡傑的實力大增。

蔡傑學校的老師和校長都很看重這件事，還沒有開始比，就已經開始熱心奔走募款，籌備去上海比賽的經費了，大家這麼幫忙，我們一定要全力以赴！

特奧比賽跟一般比賽的規則不太一樣，在融合雙打部分，該年參賽隊伍共有九支，第一天比賽先將各隊的實力等級分成A、B、C三級，每一級裡有三隊去打循環賽，最後各組的第一名，還要經過抽籤，抽中的才能去上海參加比賽（因為只有兩個名額），所以除了比實力，也要比運氣。

蔡傑與夥伴這一隊的成績是A組的第一名，這可是他人生中的第一面獎牌啊，而且，他的運氣也不錯，順利中籤！這意味著，我們拿到了去上海比賽的門票啦！

一回到家，我便傳訊息跟網球協會總幹事報告結果，總幹事除了恭喜蔡傑，還表示可以幫他一對一集訓，而且還不跟我們收取任何費用。出賽前，在臺南高工集訓時，又遇到一位很熱心的女教練，認真點撥蔡傑球技，蔡傑的實力原本是選手中最弱的，經過這許多高手的「加持」，實力大幅提升。

而更令人振奮的是，蔡傑與融合夥伴最後還在上海拿到了特奧網球賽冠軍，獲得金牌！從上海回來以後，還分別獲得嘉義縣長及嘉義市長的接見嘉勉，還有媒體報導稱蔡傑是「奇蹟男孩」。

這份榮譽對我們父子而言，真的像是從天上掉下來的禮物，簡直像作夢一樣。

努力帶來意外的收穫

從小訓練蔡傑各種運動，都是為了刺激他的身體反應連結，我們揮汗從來不是奢望要得什麼「榮譽」，而是為了「生存」——孩子必須要能夠跟這個世界建立連結，否則將來要如何自立生存呢？而透過體能的操練，才能有效激發孩子與這個世界互動的潛力，慢慢從遙遠星球回到地球。

一開始我們訓練的項目比較偏向單獨可以完成的活動，等到他慢慢長大之後，有了互動的能力，我才有辦法再進階訓練他打網球。從他十二歲開始打網球，到十七歲這數以千計的日子裡，訓練的目的逐漸從「生存」轉向「樂趣」，我們父子都很享受網球帶來的快樂。

因為日復一日的操練，體育也變成蔡傑比較突出的專長，我讓蔡傑念特殊學校，確實希望在公平的起跑線上，孩子有機會憑著努力，可以獲得一些表現的機會，但我還真的沒有想過，最後竟然可以贏得一面國際賽事的金牌。

從報名到去海外參賽，這一路上遇到太多熱心幫助蔡傑的人，無論是學校的老師們、校長、融合夥伴和他貼心的家人們、陳總幹事和各個專業的教練們⋯⋯他們都是蔡傑的貴人。這些際遇，都讓我不禁想到那句話：當你真心渴望一件事時，全宇宙都會來幫助你。

而我們能夠回報這些豐厚善意的唯一方式，就是繼續努力、繼續訓練、繼續前進。

蔡傑這孩子的資質非常平庸，跟臺語的「勢(gâu)」完全沾不上邊，但我敢說，他的恆毅力，確實值得一句「真勢」，不管未來還有沒有機會參賽，我們都會不斷努力的！

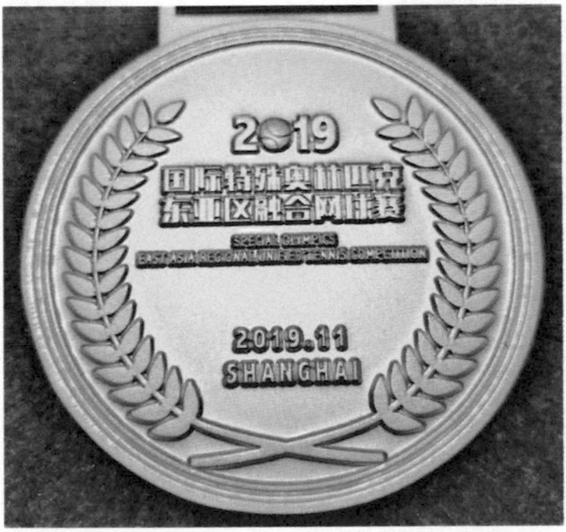

2019國際特殊奧林匹克東亞區融合網球賽 金牌

2019國際特奧東亞區融合網球比賽金牌

2019年12月2日

上次在桃園特奧網球比賽，我們得到融合雙打第一名，所以有選上中華臺北代表隊，準備要去中國的上海比國際賽，出國之前我們選手都要先去臺南高工集訓四天。

集訓的時候有一點辛苦，教練先讓我們熱身做體操，然後訓練打網球基礎的動作，因為我沒有受過專業的訓練，姿勢也沒有那麼標準，一起訓練時我都跟不上大家的動作，所以會比較緊張，後來練習對打之後才覺得比較輕鬆。

集訓結束後，我們就要出國了，這是我第一次出國比賽，每次坐飛機我都很快樂，因為在飛機上可以吃大餐，我們去的比賽地點很高級，在上海富豪環球東亞酒店的網球場，我們要在這邊四天三夜，第一天去到上海，第二天是分組賽，第三天是決賽。

我們打了四場比賽，碰到不一樣的人，都是中國隊的選手，比賽的節奏很快，我還是不太會算分數，只知道有時候是對手得分，有時候我們得分，就這樣一場接著一場打，還好我的融合夥伴實力很強，打到最後一場，有進入延長賽，最後我們這一隊終於打贏了，我們得到冠軍了。

比賽結束後，最後一天我們有去坐船，看風景，我最喜歡住在飯店，這幾天吃了很多東西，有可樂、馬鈴薯、牛排、雞腿、披薩，早上都會有牛奶、果汁，中午有水煎包、蝦子、豬排飯、鵝肉湯麵、冰淇淋，太好吃了，因為有出國比賽，我才能吃到好吃的東西，以後如果還有機會，我還想要繼續出國比賽。

蔡傑日記

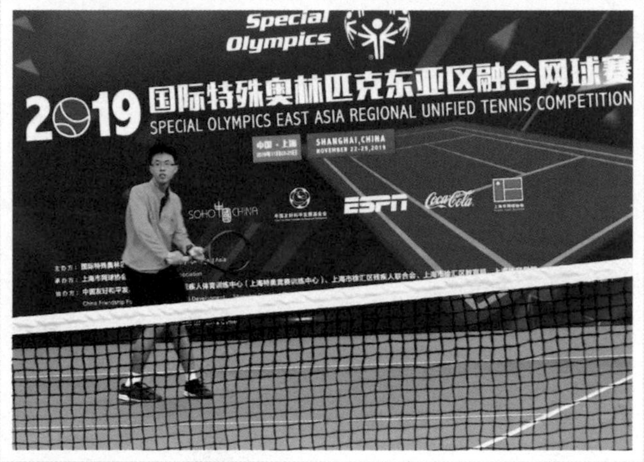
Special Olympics
2019 国际特殊奥林匹克东亚区融合网球赛
SPECIAL OLYMPICS EAST ASIA REGIONAL UNIFIED TENNIS COMPETITION
中国·上海
SHANGHAI,CHINA
NOVEMBER 22-25,2019
SOHO CHINA
ESPN
Coca-Cola

04 我們不轉校了

因為這些老師的熱情，
蔡傑的青春不但沒有留白，還大放異彩。

當初蔡傑考綜職科失利，面臨升學難題時，國中資源班老師有跟我說：「可以先讓蔡傑讀特殊學校，半年後，再向國教署申請，到時候如果有缺額，蔡傑的分數只差兩名，或許就能轉過去了。」

我不否認，我最初也抱持過「先將就讀，之後再轉校」的想法，在蔡傑準備到特殊學校入學前的暑假，級任老師來家庭訪問時，我甚至把這個意願轉達給老師知道，老師也同意會幫忙申請。不過，老師離開之後，我就後悔自己竟然先把想轉校的事情說破了，試想：既然這個學生早晚都要轉走，老師們又何必多花心思在他身上呢？

但我顯然是多慮了，蔡傑在特殊學校遇到的師長們，都是充滿熱情的好老師。因為老師們的幫忙，蔡傑才開始有機會可以獲得更多的能見度。

像蔡傑這樣的孩子，除了需要被放在一個適合的環境以外，也需要超級熱血的老師，才有機會嶄露頭角，我們很幸運做了正確的選擇，也很幸運遇到了一群有使命感的師長，讓他的校園生活多彩多姿。

蔡傑在特殊學校讀了一年以後，高一下學期末，還真的有個可以轉學到綜職科的機會，導師將轉學申請單交給蔡傑帶回家讓我簽名，我盯著申請單想了片刻，並沒有簽名，而是跟孩子簡單地討論一下。

最後，我們決定不轉學了，要在特殊學校讀到畢業！

為什麼呢？

我們來看看蔡傑在特殊學校參與過的活動以及得過的成績有哪些吧：

- 二〇一八特奧東亞區田徑賽暨青少年領袖峰會。
- 校內表演：職業教育課程成果發表（獨輪車表演）、特色課程體驗暨轉銜活動迎賓（太鼓表演）。
- 校內學藝競賽：一〇七學年第二學期「職業技能競賽・JUST麵包坊

組」團體競賽第二名、一〇八學年第一學期「學藝競賽・母語表達比賽」第四名。

- 代表學校參加一〇八年各項運動比賽，包括：扯鈴錦標賽、羽毛球比賽、桌球比賽等，獲得嘉義市一〇八年「市長盃扯鈴錦標賽・社會男子組技術賽」甲等。
- 學校二十五周年校慶活動與日本姐妹校視訊交流（獨輪車、扯鈴表演）。
- 以特奧選手代表與校長一同至嘉義市警察局「特殊奧運執法人員火炬跑」宣講。
- 「特奧融合露營活動——讓我們嘉在一起」擔任活動總召，獲得國際特奧會頒發「融合創新者」獎狀。
- 參與二〇一九年、二〇二〇年全國高級中等學校「童軍大露營」活動。
- 參與國際日本教育旅行，到九州鹿兒島、宮崎縣與日本學校交流。
- 當選一〇八學年度嘉特小市長。
- 學校二十六周年校慶活動與日本姐妹校視訊交流，以嘉特小市長代表致感謝詞，並做蛇板特技表演。

- 執行小市長政見：上臺對全校學生演講，每月推薦好書。
- 參加二〇一九中華臺北特奧會・社區融合大挑戰活動。
- 二〇一九國際特奧東亞區融合網球比賽，獲得雙打冠軍。
- 為精進網球技術，有機會再次為國增光，老師申請到學產基金：網球培訓計畫，外聘教練一對一指導。
- 獲得國泰基金會卓越獎助計畫：特殊功績類，以得獎人代表上臺演講。

以上這些活動，洋洋灑灑，不一而足，全部都是特殊學校老師規畫與安排的，因為這些老師的熱情，蔡傑的青春不但沒有留白，還大放異彩。

我相信我們的決定是正確的，因為在這裡，我們找得到快樂、找得到機會、找得到信心，這才是青春該有的樣貌，不是嗎？

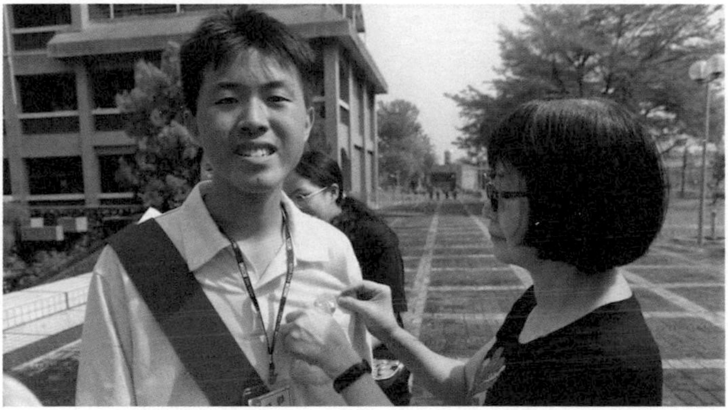

擔任特奧活動總召，校長披掛值星帶。

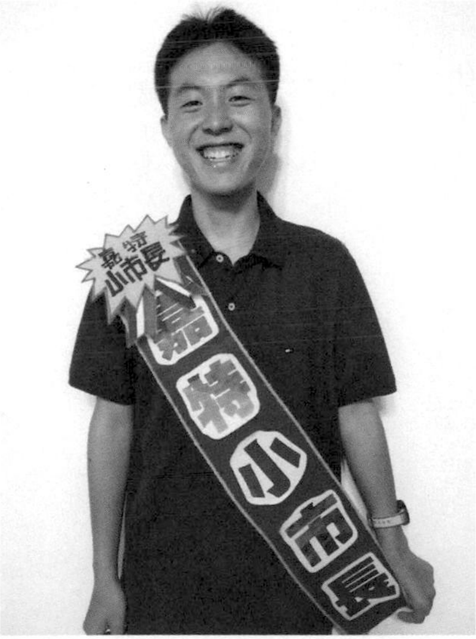

當選小市長。

05 爸爸的虛榮心

雖然養育蔡傑多年，原本好強的我，
確實被孩子「訓練」得越來越豁達，
但比起蔡傑來，我還是偶有執念……

蔡傑很小的時候，我就開始訓練他從事各種運動，初衷是想要改善孩子的症狀，漸漸的，則轉變成一種樂趣、一種只屬於我們父子間的羈絆。

自閉兒的成長過程充滿挫折，我教養自閉兒的過程又何嘗不是？但在運動場馳騁揮汗的過程中，這些痛苦彷彿都可以獲得釋放，得到重新出發的力量，我堅信，喜歡運動的我們，一定可以找到陽光的方向前進。

高中上了特殊學校，老師經常會替學生報名參加各種比賽，體育一直都是蔡傑的特長，也就常常成為學校培訓的選手。

二〇一九年，蔡傑在中國上海得到特奧雙打冠軍，回臺灣之後，老師還幫他申請到學產基金《網球培訓計畫》，特別外聘教練一對一來指導蔡傑，為了下一屆的特奧競賽做準備。

原本我們準備的項目是競爭性較強的「單打」，但陰錯陽差報成了「個人技術賽」，這個不太需要有對打能力，只要有人餵球，可以打回去、能自己發球，就可以比了，算是設計給初學者的比賽。

因為無法臨時更改項目，也就將錯就錯參加了。在個人技術賽項目中，會按照選手程度來分組，原本要報單打的蔡傑毫無懸念被分配到最強的那一組。

雖說難度較低，但要在個人技術賽勝出，除了技術以外，還要有穩定度。再怎麼會打球的人，在得失心影響之下，難免都會有失誤，只有四十顆球中能做到最少失誤的人，才能獲得第一名。

而我們家蔡傑，是所有選手中唯一「零失誤」的選手，最後以滿分佳績獲得個人技術賽的金牌，很高興，特奧網球的比賽中，他可以連續兩年獲得不同項目的金牌。

蔡傑心性純真，沒有得失心，他絲毫沒有緊張神色，偶爾想到開心的事（我猜是美女吧），還會露出謎之微笑，因此從頭到尾都能維持他平時訓練的正常水準，輕騎過關。

在得失方面，我還得多跟孩子學習，雖然養育蔡傑多年，原本好強的我，確實被孩子「訓練」得越來越豁達，但比起蔡傑來，我還是偶有執念，蔡傑那個境界，才真的叫做輸贏得失完全不掛心懷。

另外，因老師的熱心安排，蔡傑從入學到高三，代表學校參加校外的比賽，光是在「桌球」這一個項目，就已經有三次之多，但從來沒獲得過任何名次，換做是一般人，大概會有點自我懷疑吧？

當老師第四次要幫蔡傑報名桌球比賽，我心想：真的還要再比嗎？我這老爸對老師都有點不好意思，但老師都主動提起了，我們還是試試看吧，就讓孩子有多一次練習的機會。

這一回是參加二〇二〇全國特教學校適應體育運動會，既然要比，我們還是花時間好好練習吧，希望這次會有點斬獲。慚愧的是，我一直沒有能力提供蔡傑專業的設備，我們的練習相當克難，就是在家中狹窄的走廊，把兩張餐桌拼起來練習，賽前一個月，每天加強集訓，雖然設備簡陋，不過我們投入的心是一〇〇%！

比賽那天，因為我有行程，無法陪同，只能透過同行師長的即時簡訊瞭解比賽戰況，比賽開始沒多久，帶隊老師就傳來幾張比賽照片說：「第一場勝利了！」

哇，旗開得勝！太好了！

後來老師又傳來訊息：「第三場遇到勁敵，對手很強，但蔡傑很穩。」

嗯，所以……第三場到底是輸？還是贏呢？我懷著忐忑不安的心情，繼續等待新的訊息。

後來收到訊息表示蔡傑打入前四名，進入決賽了，太好了！我真希望我人就在兒子身邊啊。

最後，老師傳來最終比賽結果：「第二名喔！」

哈哈，高中生涯第四度參加桌球比賽，總算沒有空手而歸！我欣喜若狂，又是驕傲又是欣慰，但我可以想像，蔡傑就算得了第二名，臉上應該還是一派雲淡風清吧？

對於正常學生而言，能夠代表學校出去比賽，除了是一項榮譽，若能獲獎，還可能對往後的升學或求職加分。但蔡傑受限於腦袋與天性，對於競爭方面的事，一直都沒有多大感覺，參加比賽得不得獎，他從來不重視。

但蔡傑對於出去參加比賽的活動，還是感到開心的。因為除了比賽以外，還會「順便」有一些吃喝玩樂的行程，這才是他關注的重點。

對我而言，孩子出去比賽，就意味著有更多機會跟師長與同學們一起相處，也許還要住幾天，可以脫離父母、學習獨立跟建立人際關係。

後來還有一次他去臺東參加直排輪比賽，看他傳回來的照片，知道他很平安，還一同參與了各項集體活動，去了幾個景點、吃了很多好吃的東西，對我來說，就已經是極大的滿足了，孩子快樂，就是我的快樂。

當然，如果可以獲獎，那就是意外的禮物了！對於得名這件事，我雖不強求，但還是會有一點小期待的。

所以，我還是要特別提一下，孩子最後在全國身心障礙運動會特奧輪鞋競速項目，可是拿到了兩面銅牌唷，這讓我開心了老半天。

看來，被孩子磨了這麼多年，我這老爸的虛榮心還是沒被磨光啊。

第四次桌球比賽

2020年11月18日

我記得很小的時候，幼稚園小班，爸爸會把乒乓球丟在地上彈過來給我，要我拍地板打回去給他，我們都這樣子玩。

上小學之後，有訓練我拍牆壁要拍到一百顆，然後又教我左右手各拿一支球拍，自己要能拍過來拍過去。

我學會獨輪車與溜蛇板之後，爸爸又將乒乓球結合起來，開始訓練我要一邊騎獨輪車一邊拍乒乓球，邊溜蛇板邊拍乒乓球，也會排角椎，溜蛇板S型+拍乒乓球。

後來爸爸開始訓練我對打，剛開始是在網球場上來練習拍乒乓球，我們全家人都會一起練習，就連媽媽也會這樣玩。

讀特殊學校之後，有參加過幾次桌球比賽，但是都沒有得過名次，爸爸為了訓練我，就把家裡的餐桌並排起來，加個網子來陪我練習對打，教我身體要壓低，有教我打反拍跟正拍，也有練切球，我的技術才慢慢進步。

這次是要參加全國特教學校適應體育運動會的桌球比賽，地點是在桃園的體育大學，有比很多場，跟很多

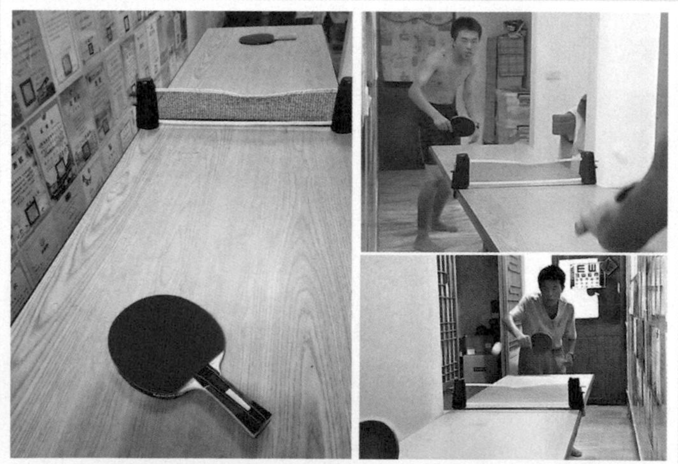

把餐桌並排起來，加個網子就能練習對打。

蔡傑日記

人比賽，老師有用我的手機拍很多張相片，也有傳回去給爸爸看。

比賽的時候，我就是一直打，一直打，打到後來是第幾名，我也不知道，反正可以一直玩就好了，回到家之後，爸爸有跟我說我得到「第二名」銀牌，爸爸有獎勵，我就很高興了。

Chapter 3

星星少年的地球修練

多年來的訓練，他進步很多，
可以「來到地球」和人類簡單對話，
但來自星星的他，還是難免會回自己的星球。

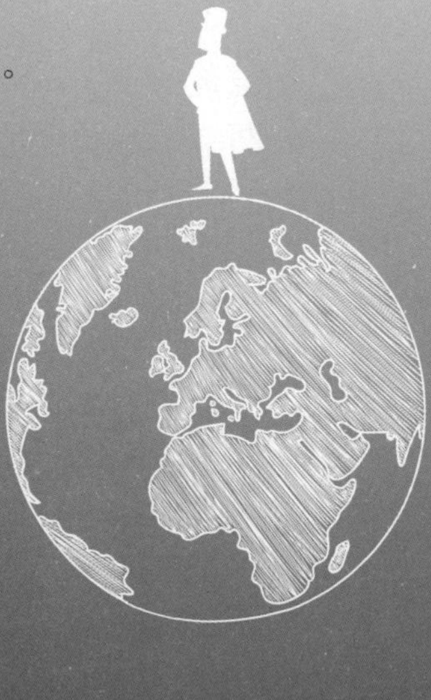

01 善良比較重要

我對蔡傑說的「善良比漂亮重要」，
那可是做爸爸語重心長的叮嚀啊。
「爸爸，可是我比較喜歡漂亮的欸。」

前幾天，父子一起打網球，打到一半，蔡傑突然走過來跟我說：「爸爸，你的老婆是不是不漂亮？」

雖然我已經習慣兒子問一些沒頭沒腦的問題，但這個問題嘛，有點不好回答，一時之間，我也不知該怎麼回他，於是，我把問題丟回去給他：「你覺得呢？你覺得媽媽不漂亮嗎？」

他給了一個耐人尋味的答案：「善良比較重要。」說完就走回去繼續跟我打球，暫時中止了這個話題。

長時間相處，知子莫若父，我其實知道為什麼他突然這麼問，他似乎對一個女孩頗為傾心，我常常看到他在看手機，頁面常出現那個女孩的照片，很漂亮。

他正值情竇初開的年紀，就算是自閉兒，也會對異性充滿好奇。因為「吾家有兒初長成」，我跟蔡傑的媽媽偶爾也會跟他聊到「女朋友」這件事，也跟他說：「如果你有認識的朋友或是女生，可以找朋友到家裡玩啊，或是帶回家給爸爸媽媽看。」

關於交女朋友這件事，我也確實跟孩子說過：「漂亮不重要，善良比較重要。如果你有能力去認識女孩子，就要選像你媽媽這種，會獨立賺錢，又會照顧人的，心地善良就夠了，漂不漂亮，並不重要。」

我想他是記住了。

對他來說，爸爸說的應該都是對的，但喜歡美麗的異性終究是一種人性，想必這件事對這個思緒不會轉彎的孩子來說，實在很糾結。

那天，我們打球打到天黑，騎著摩托車回家的路上，他在身後突然又提起了這個話題：「爸爸，可是我比較喜歡漂亮的欸。」

果然，這孩子內心很糾結啊。我邊騎摩托車邊跟他講：「爸爸也喜歡漂亮的啊！如果可以漂亮又善良當然是最好的，但是，漂亮的女孩子不一定會喜歡你，你也不一定有辦法跟她相處，沒辦法相處的人，再怎麼漂亮也沒用啊！要能一起聊天，互相照顧，比較重要，漂亮沒那麼重要，善良比較重要。」

做為父母，哪有不盼望孩子長大成人後，能夠遇到一個對的人，共組美滿家庭呢？即使蔡傑是特殊兒，我也希望孩子以後可以擁有自己的家，我甚至於還幻想過，以後蔡傑結婚成家後，我還有機會可以抱孫子呢。

只是我也瞭解，對蔡傑來說，這條追求幸福的路，可能會比一般人要崎嶇。我對蔡傑說的「善良比漂亮重要」，那可是做爸爸語重心長的叮嚀啊。

漂亮的女孩通常都追求者眾，蔡傑獲得美女青睞的機率，可以說是微乎其微，一想到孩子在追求愛情的過程中，可能會遭受的挫折甚至打擊，我就不自覺心疼起來。而且，配偶是否美貌，確實也跟婚姻幸福沒什麼關係，婚姻中要共同面對的課題太多了，最重要的是彼此包容、彼此相挺，正如同我與蔡傑的媽媽一樣，互相支持、幫補，才能夠在重重人生考驗中熬過來。

多麼希望蔡傑傻人有傻福，能夠遇到一個願意與他相伴一生的善良女子，至於漂不漂亮，真的一點也不重要。

那天晚上回到家之後，我跟太太提我們今天的父子對話，說蔡傑今天問我：

「你老婆是不是不漂亮？」

太太正在吹頭髮，笑說：「那你是怎麼回答兒子的？」

我說：「善良比較重要。」

這個答案雖是正解，但顯然太太不太滿意，笑容突然僵在臉上，轉過頭去問蔡傑：「你覺得媽媽漂不漂亮？」

蔡傑不假思索回答：「漂亮！」

咦，平常很「白目」的自閉兒，今天竟然有滿滿的求生欲，回答得這麼溜！

我趕緊解釋：「他今天是跟我討論交女朋友的事情，我當然要灌輸他一個正確的觀念，漂亮不重要，善良比較重要。」

「你幹嘛誤導你兒子？不然你當初為什麼選擇我？還不是看上我的外表與美色！」

「不是啊，因為妳很善良，我就是喜歡妳的善良才會選擇妳。」

想不到我發自肺腑的誠實回答，卻讓太太十分火大，看來在說話方面，我實在沒有比蔡傑高明多少。唉呀，什麼漂亮，什麼善良，這時候都不重要了，讓太座息怒才是最重要的！

「蔡傑，快來跟爸爸一起安慰媽媽啦！」

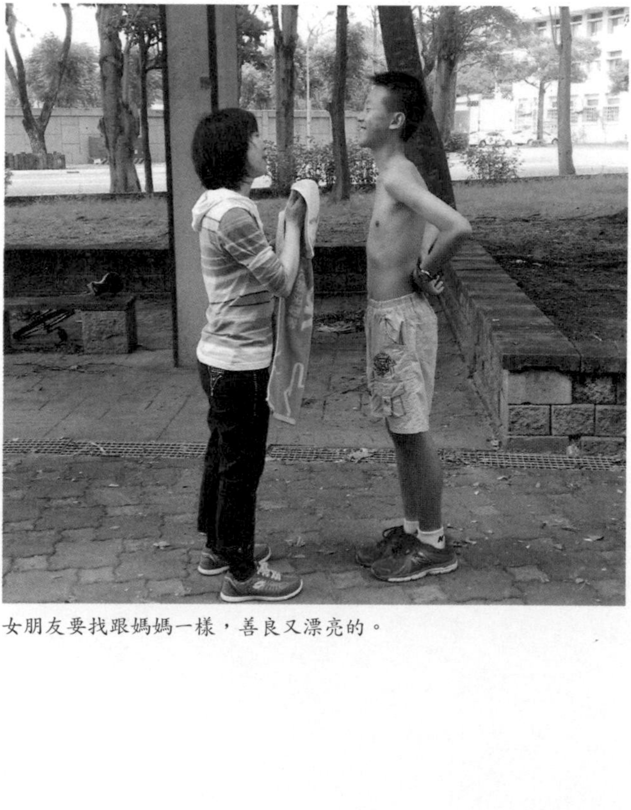

女朋友要找跟媽媽一樣，善良又漂亮的。

02 讚美的藝術

媽媽最後充滿期待地問：「那我呢？」
蔡傑天真無邪說：「媽媽最會刷油漆了！」

即使已經升上高中了，蔡傑的閱讀能力仍舊相當有限。他可以讀懂的書籍頂多就是小學生程度，一般國中程度以上用的教科書，不管是什麼科目，每一本對他來說都像是天書，無法參透。

要讓這種程度的孩子能夠閱讀，基本上就是要做到每一本書從頭到尾都要陪著一起讀，而且每讀一句，還要馬上用他可以理解的方式來解釋，最好能搭配道具，說學逗唱一番，才能把書本裡的內容，「翻譯」到讓這個外星小孩能理解。

更重要的是，這還是一門滴水穿石的慢功夫，必須有足夠的心理建設，我總是日復一日親自陪伴，即使看不出任何進步，還是得不求回報不斷重複地做，才能在努力多年以後，收到一點點的成效。

對牛彈琴這樣子的工作，早從蔡傑讀幼稚園，我就已經開始在做了，十幾年的歲月悄悄過去了。傑媽大概是有點心疼我這個可憐老爸，不曉得為了陪讀折了多少年陽壽，所以在蔡傑理解能力有所提高、已經不是過去「民智未開」的狀態後，她便接手了我原本的陪讀工作。

我天生就喜歡音樂，學過一些樂器，也略懂一些樂理，一直很醉心於美好的聲音，但對我而言，我第一次感受到所謂的「天籟之音」，並不是來自於任何樂器或名動天下的聲樂家，而是在蔡傑四歲時，眼睛看著我，第一次開口叫我「爸爸」的聲音；還有蔡傑六歲，第一次用正確的發音叫出「媽媽」的聲音。

那模糊但又無比確實的發音，讓我熱淚盈眶，到底要等多久？才能等到孩子叫我們一聲「爸爸」，一聲「媽媽」，我永遠忘不了，這是天下最美的聲音。

後來，我又體會到了另一種天籟，那就是他們母子一起讀書的聲音。當我聽到身旁傳來他們愉快可愛的讀書聲，總能讓我感到平安喜樂、歲月靜好。

最大的優點

某一天，媽媽陪蔡傑讀一本培養孩子品格的童書，整本書都是以彩色漫畫呈現，活潑生動。蔡傑讀到書中「找到大家的優點，並大方地讚美」這篇故事，媽媽立馬要求蔡傑從最熟悉的家族成員開始實際操演一次，提示是：先找到對方的優點，才知道要怎麼讚美人家。

媽媽問蔡傑：「你覺得阿公最大的優點是什麼？」

蔡傑想了一下說：「阿公最喜歡種一些植物，我們吃的蔬菜都是阿公種的。」

「很好，那阿嬤呢？」

「阿嬤最會煮東西了，都會煮好吃的東西給我吃。」

「那爸爸呢？」

「爸爸很會訓練小朋友跟演講，會陪我一起運動，教我很多東西，很會講人生的道理。」

媽媽最後充滿期待地問：「那我呢？」

蔡傑天真無邪說：「媽媽最會刷油漆了！」

聽完答案臉上三條線的傑媽，不死心追問：「刷油漆？除了這個，還有呢？」「還有……嗯……還有……就是很會灌漿（填充混凝土）！」

我在旁邊必須很努力才能忍住不大笑，不愧是我們家蔡傑，永遠能夠想出這種異於常人的天兵答案。

傑媽哭笑不得，不得不使出渾身解數，開始對蔡傑講一些人生的道理，還不斷暗示甚至明示，回憶一些小時候蔡傑每次發脾氣，媽媽是如何柔情來對待情緒失控的小蔡傑，就這樣循循善誘了五分鐘以後，蔡傑終於「悟道」，說出傑媽想要的答案：「嗯……媽媽最體貼與善良了！」

哈哈，想不到蔡傑居然可以講出「體

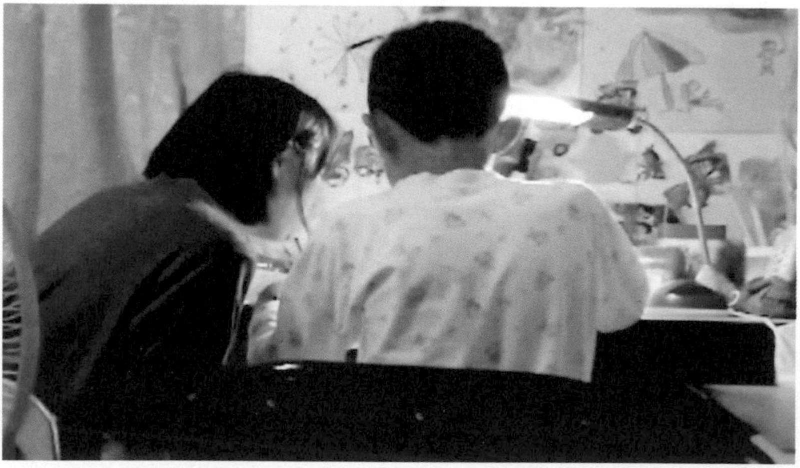

貼」、「善良」這樣抽象的形容詞，不錯不錯，蔡傑又進步了，每次只要孩子出現新的詞彙，對我來說都是新的驚喜呀。

恐難麻控

2018年7月20日

媽媽在建築業當工地主任，工作很忙，每次碰到假日，媽媽的工地要「恐難麻控」（編按：「灌混凝土」的臺語發音），我就會不高興，那時候我不能體諒媽媽為什麼都不能放假，爸爸說：「媽媽是在賺錢，工作很辛苦，所以下班回家要讓她休息，不要去吵媽媽」。

國一的時候，媽媽常常在「恐難麻控」，不能跟我們去網球場運動，她總是要做很多事情，還要寫一大堆請款單，我感覺媽媽好像都沒有在放假，工地也會一直換來換去，爸爸常常帶我去找媽媽，有時候我們也會在工地幫媽媽工作。

爸爸以前也是工地主任，媽媽只要換到新工地，都要先測量，每次需要人手幫忙時，就會叫爸爸去，然後爸爸會叫我做一些工地裡面的工作，從國二開始，我要幫忙掃地，挖土、擦油漆、批土、「恐難麻控」，只要有認真工作，爸爸會給我幾百塊的薪水，我就有錢買東西，爸爸總是鼓勵我：「工作要認真，表現好一點，不要偷懶，學到的技術就是自己的，以後就可以獨立」。

國三的時候，媽媽又換新工地了，這一次換到一所學校，爸爸叫我去幫媽媽，媽媽一邊操作光波儀器測量，一邊還要看圖計算，我在旁邊看覺得好難，都看不懂，爸爸後來就教我先練習架腳架，需要動腦袋的工作，我比較沒有辦法，只能從簡單的工作開始。

後來媽媽的工地又要「恐難麻控」，這次是水溝牆，媽媽的工人不夠，沒有辦法做，就叫爸爸去指揮混凝土車，我也要下去幫忙，我沒有做的很好，要慢慢練習，我終於比較清楚知道媽媽的工作是很累的，都是要曬太陽，全身搞到髒兮兮，爸爸說：「沒有幾個女生有辦法長期去做這樣子的工作，女性有現場實務經驗的工地主任，在臺灣是很少見的，所以媽媽是很了不起的女人。」

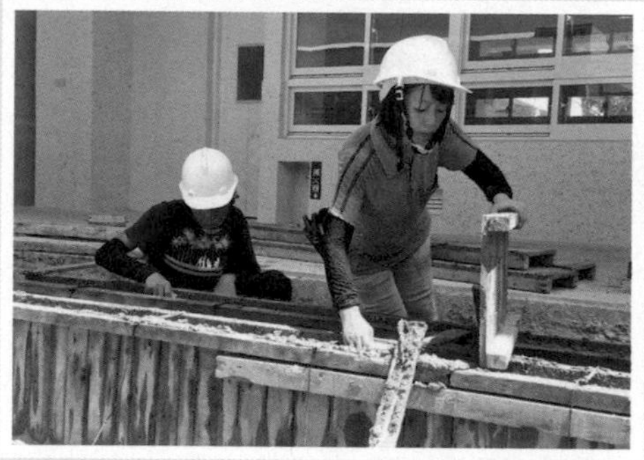

媽媽與蔡傑。

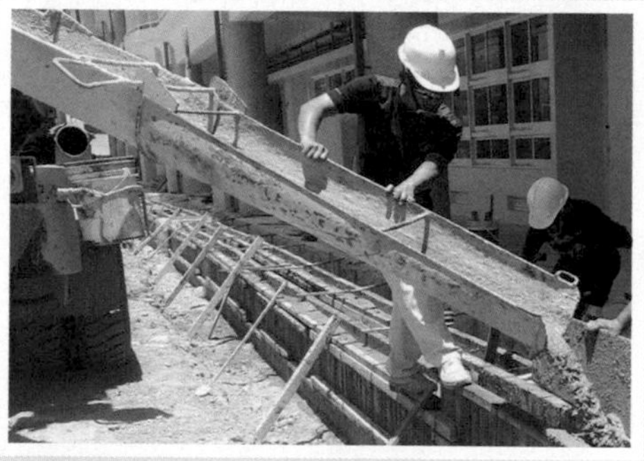

爸爸與蔡傑。

葉傑日記

我開始可以體諒媽媽的工作，不會再抱怨媽媽一直「恐難麻控」的事情了，媽媽累了，我要去幫媽媽按摩，我也要像媽媽一樣可以吃苦耐勞，以後做個有用的人。

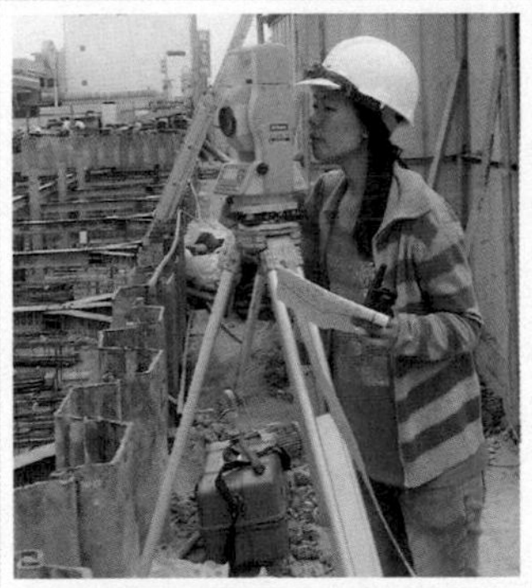

了不起的媽媽。

03 媽媽的安慰

「媽媽，妳要安慰我。」
咦？為什麼要跟媽媽求安慰？
「因為爸爸不在家，我會想念爸爸，所以要媽媽安慰我。」

多年前，我收到邀約要去對岸演講，從南到北，深圳、長沙、鄭州、北京，四個站共十二天。那是我人生第一次要搭飛機到那麼遙遠的地方，心中當然很興奮，但是也十分忐忑，不免想起小時候看過在陌生城市遭遇搶劫，最後客死異鄉的恐怖新聞，還是有一點焦慮。

雖然有些擔憂，但秉持一種「哪裡有需要我，我就應該要去哪裡」的使命感，希望自己的經驗也可以幫助到有相同處境的父母，還是接受邀約勇敢出發，只期盼自己一路平安，不要遇到歹人或發生意外。幸好，出發前的擔心都是多餘的，最後順利完成了十二天的演講之旅。

那一次離家前，我最放不下的就是蔡傑。雖然家中還有其他成員在，但蔡傑從小所有訓練與陪伴都是我一手包辦，我不在家，誰可以「代理」呢？

出發前，我反覆叮嚀我的父母與太太，一定要把蔡傑照顧好。甚至還「悲壯」地先交代好「後事」，告訴他們萬一這趟旅程我發生意外，回不來了，你們一定要勇敢，好好地把蔡傑扶養長大。

或許有讀者覺得只不過出趟遠門，這樣會不會太誇張了？但這就是爸爸的心情。如果我是單身漢，若有機會行萬里路，我大概不會有多少顧慮就會瀟灑出發，但是有了蔡傑以後，這世界有了牽掛，那一年蔡傑也才十二歲，他非常需要我，我也渴望能守護他。

還記得那一回結束演講行程，風塵僕僕回到家，蔡傑正在家門口玩蛇板，一看到爸爸回來了，就露出他純真的招牌笑容上前迎接，頓時我所有的疲憊、掛慮都煙消雲散，孩子，多麼高興你很好、我也很好。

幾年後，對岸又有單位提出邀約要到浙江演講，一回生、二回熟，有了前次的經驗，我心頭篤定許多，後來也順利完成演講。

離家多天回到臺灣，第一件事情是先帶蔡傑出門打網球。多天沒運動，我感覺筋骨都僵硬了，倒是蔡傑打得特別起勁，一直猛殺球過來，完全沒在客氣，這孩子已經十五歲了，我已經不太能接到他的球了。

我知道蔡傑是想表現給爸爸看，自己一直都有進步，但爸爸我的年紀也不小了，在這個年輕對手的猛攻之下，差點招架不住。

回到家之後，一進門聽到蔡傑偷偷跟媽媽說：「媽媽，妳要安慰我。」

咦？為什麼要跟媽媽求安慰？

我心中十分好奇，但先忍住沒問，等到吃完飯，到樓上之後，才問蔡傑那句悄悄話是什麼意思。

「因為爸爸不在家，我會想念爸爸，所以要媽媽安慰我。」

蔡傑的回答，讓我心中滿是欣慰，原本最怕兒子像機器人一樣沒有感情，這麼多年的付出總算沒有白費，孩子心中是有我的，我不在，他會想念爸爸呢。

不過，之後我跟傑媽提及此事時，媽媽的解讀倒是讓我不太滿意，她說：「因為你回家後，他就沒有好日子可以過了，我當然要安慰他啊！」

不管不管，傑媽的解讀僅供參考，我還是以兒子的回答為準。

跟媽媽出去玩

2019年2月24日

因為媽媽的工作很忙，爸爸時間比較自由，所以從小到大都是爸爸陪我出去玩，我從來沒有單獨跟媽媽兩個人出去玩的經驗。

今天爸爸要去演講，媽媽剛好有放假，早上我們陪爸爸去搭高鐵，我跟媽媽就在摩斯漢堡吃早餐，爸爸交代媽媽：「蔡傑已經長大了，不會再像小時候動不動就抓狂，無法控制，妳要不要挑戰單獨一個人帶蔡傑出去玩，不用我陪也可以？」我聽到馬上說：「要啦！」

吃完早餐後，媽媽帶我去仁義潭散步，我們有一起拍照，拍山，拍風景，有買吃的東西，雞排和熱狗，然後就下雨了，媽媽決定帶我去另外一個地方，第二站金桔農場，雨停了，我們下去走一走，有喝

蔡傑日記

金桔，有買饅頭，也有買飲料，我們接下來去第三站，媽媽帶我去東石的漁人碼頭，我們有買杏鮑菇跟花枝丸，有走到海邊看海景，晚上我們就去高鐵站接爸爸。

這是我第一次單獨跟媽媽出去玩，覺得很開心，很自由，媽媽跟爸爸不太一樣，爸爸永遠都是運動，永遠都是訓練。

04「快鍋」與「快歌」

「阿嬤阿嬤，妳的『快歌』是怎麼copy的？」
「摳……比？摳比啥？」

星星兒蔡傑已經十五歲了，多年來的訓練，他進步很多，可以「來到地球」和人類簡單對話，但來自星星的他，還是難免會回自己的星球，纏夾不清講一些重複性的話題。阿嬤的脾氣不好，當蔡傑又開始「跳針」時，阿嬤就會不耐煩，有時候還會理智斷線罵他，叫他閉嘴，祖孫倆經常因為這種雞同鴨講的小事起衝突。

我常常跟蔡傑解釋，阿嬤是爸爸的媽媽、是長輩，不可以因為阿嬤罵他，就對阿嬤發脾氣。而且，並不是每個人都可以像爸爸、像媽媽這麼有耐心聽你講話，以後你出了社會遇到更多人，有些人的脾氣可能比阿嬤更急躁，他們不知道你的情況，一定更受不了，你要把一直講重複話題，會讓人覺得厭煩的習慣改過來，才不會惹人生氣。

看他似懂非懂，我只好又給他一些更清楚的教戰守則：「如果阿嬤又罵你，你就要趕快換新的話題。或者你也可以試著跟阿嬤說：『阿嬤，妳講話小聲一點，我聽得到，我知道了，我會改過來。』這樣就好了，不要對阿嬤生氣。」

蔡傑這孩子心思單純，把我的話牢牢記住了。不過，實際演練時，因為還是欠缺了點「地球人」的細膩，反而有種提油救火的味道。

有一次，阿嬤又責罵他，他便一本正經跟阿嬤說：「阿嬤，妳講話不要那麼大聲，口氣要好一點。」阿公在旁邊看電視，聽到蔡傑天真無邪講這句話，忍不住哈哈大笑，阿公也常受不了阿嬤的脾氣，相當認同蔡傑說的話，還附和了一句：「對啊！阿嬤講話要小聲一點，不要那麼大聲。」

這下子不得了了，阿嬤更生氣了，覺得自己被頂撞了，往後只要蔡傑又說：「阿嬤，妳講話要小聲一點。」阿嬤就會失控，整個大抓狂。

看來此路不通，我只好再修正我的教法：「你以後不要再跟阿嬤說講話小聲一點了，這樣她會更生氣，因為你是晚輩，這樣很像是頂嘴，長輩會覺得你沒有禮貌。」

我告訴孩子，自己盡量不要一直講一些奇奇怪怪的話，平常要認真聽阿公、阿嬤講話，要聽懂大家講的內容，如果阿嬤又對你大聲時，你要試著融入大家有興趣的話題，如果可以正常對話，阿嬤就不會那麼生氣了。」

我知道蔡傑一定會認真把爸爸的建議聽進去，只是不知道他究竟消化了多少。教星星兒就是這樣，指令輸入後，不見得可以得到地球人想要的結果。

．．．

前幾天，因為家裡的快鍋壞掉了，阿嬤買了一個新的，晚餐時，她在跟我討論快鍋的使用問題。蔡傑在一旁默默吃飯，我原本也沒意識到他正在認真聽我們對話，畢竟我們大人平常閒聊的話題，對蔡傑而言還是太過深奧，他聽不懂，也不感興趣，當然就不會參與。

沒想到，我跟阿嬤聊到一半，他突然轉頭問了阿嬤一句：「阿嬤，你們在討論什麼？」

我嚇了一跳，他為什麼突然對快鍋使用的事情有興趣？但這樣也很好，能主動問阿嬤煮飯的事，想融入大家討論的話題，也是一種進步。

阿嬤又繼續絮絮叨叨講起她的快鍋使用話題，我則靜靜等待蔡傑，想知道他接下來會怎麼接話，結果，蔡傑又興沖沖問了一句：「阿嬤阿嬤，妳的『快歌』是怎麼copy的？」

「摳……比？摳比啥？」阿嬤一頭霧水，完全不知道蔡傑在講什麼，蔡傑則兩眼放光等待阿嬤回答他的問題，而恍然大悟的我，吃到嘴裡的一口飯則差點噴出來。

講了半天，他們祖孫還是在雞同鴨講呀！

那一陣子，蔡傑對於用隨身碟來copy歌曲的事情很有興趣，也會自己去找歌來存，青少年都很喜歡很有節奏感的歌曲，也就是他當時嘴巴上說的「快歌」。

他以為，阿嬤在講他最愛的「快歌」，想起爸爸的叮嚀，趕緊試著加入大家的話題，殊不知，阿嬤講的可是另一種完全不相干的東西啊。

看他們祖孫都是一臉疑惑，太太連忙跳出來解釋：「阿嬤講臺灣國語啦！你的『快歌』用隨身碟copy，跟阿嬤煮飯的『快鍋』不一樣啦！」

之前，蔡傑跟阿嬤經常因為這樣「頻道」對不上的理解誤差，又沒人在現場「翻譯」而產生衝突，這次阿嬤總算聽懂蔡傑的意思了，忍不住大笑，而且笑了好幾分鐘，連喝水都差點嗆到！

而當我們一家人笑到屋頂都快掀了，蔡傑卻還是一臉茫然，哎呀，我們地球人的笑點，你這星星兒還是無法get啊。

05 一個人逛夜市

當我交代完這些事情之後，蔡傑面露怯色，竟想打消念頭：「算了，我還是不要去逛夜市好了。」

某天晚上，蔡傑突然很想逛夜市，但我和媽媽都很累，沒力氣出門，想想孩子也大了，應該要試著學會自己行動，我便鼓勵他自己一個人去。

我知道這段旅程對蔡傑來說，有點像是在闖關，有不少細節得注意，孩子出門之前，我鄭而重之耳提面命一番。

第一，晚上騎腳踏車出門，不可以穿黑色的衣服。鄉下地方光線不佳，道路黑漆漆的，穿黑衣可能會被車撞，要穿亮色衣服才能騎腳踏車出門。

第二，不可以騎外環道，那邊的車速很快，很多人都會飆車，如果晚上出車禍碰上肇逃，沒有人發現，就沒有人會救你。最好選擇市區熱鬧的地方騎，光線比較好，萬一真的發生意外，起碼還有路人可以去救你。

第三，從家裡出發到夜市，騎腳踏車單程要二十分鐘才能到，你要自己找地方把車停好，不能亂停，停車的地方很重要，不能擋到別人的路，免得腳踏車被移到其他地方，回頭會找不到，而且記得一定要上鎖，不然腳踏車很容易被偷。

第四，你可以去買自己喜歡吃的東西，但是，算錢、付費、找錢，都要當場算清楚，並不是每個做生意的老闆都很誠實，不要像國中二年級那次爸爸陪你去吃早餐，付錢時，你沒把錢看清楚，多付了一百元，不肖的店員不老實，居然就這樣A走了，沒有還你，而你卻都沒感覺，這件事情你被爸爸念了一個月，還記得嗎？

第五，夜市裡面有個公園，常有不良少年在黑暗的角落群聚，在那裡抽菸、喝酒，你不要走到那裡，免得被這些人盯上。走路也要好好走，眼睛要注意看，不要又去撞到不良少年，萬一真的不小心撞到了，要趕緊道歉，免得被拖去揍。萬一真的碰到流氓或是不良分子找你麻煩，要趕緊找旁邊的人幫忙，或是大吼大叫也行，可以跑到人很多的地方去求救，不要像以前一樣都呆呆的，只能任人宰割。

第六，每次買完東西，錢一定要收好，口袋的拉鍊要拉好，有空就要碰一下口袋檢查錢還在不在，人多的地方就會有小偷，不要錢被扒手偷走了也不知道。如果腳踏車真的被偷，或是錢包不見了，又或者不小心出車禍、不小心買太多，買到沒有錢可以付了，又或是你又被騙錢了……，反正碰到你無法處理的狀況，趕快打電話給爸爸，爸爸會馬上過去救你，知道嗎？

當我交代完這些事情之後，蔡傑面露怯色，竟想打消念頭：「算了，我還是不要去逛夜市好了。」

那時候已經是晚上九點，我還是鼓勵蔡傑獨立行動，畢竟這些事情以前也都訓練過了，孩子要長大，就一定得跨出這一步。

「爸爸希望你可以獨立。你一定可以一個人自己出門，不需要爸爸媽媽陪伴，你需要的只是累積更多經驗，勇敢去面對各種狀況，自己學會處理。」

一直以來，我說出來的話，對蔡傑而言都是「聖旨」，所以蔡傑聽完我這番話，就聽話開始換衣服準備出門，媽媽也給他一些零用錢讓他花用。

九點半，蔡傑牽著腳踏車出門，算算車程來回一趟要三、四十分鐘，順利的話，預估蔡傑十點半之前就會回到家。

嘴巴上說希望孩子能獨立，但我內心深處卻是七上八下。自己單獨去逛夜市，對普通孩子來說根本是小事一樁，連小學生都能輕易辦到，但對蔡傑而言，真的不是那麼容易，我很懷疑以他的腦容量，是否能記住我剛才所有的交代事項，路途中的變數太多，蔡傑又極度單純，缺乏應變能力，隨便出一個意外，都有可能會造成終身遺憾，怎能讓我不掛心？

可是，我跟傑媽終究不能一輩子都陪在孩子身邊，他得學會自立自強才行。

從蔡傑離家，我就不斷看時間，眼看過了十點半，蔡傑還沒回來，忍不住各種擔憂，我要不要出門去找孩子？直到十點四十五分，終於等到蔡傑平安回到家，當他腳踏車牽進門口的那一刻，我懸著的心，才終於放下。

他喜孜孜帶回各種戰利品，而且還貼心地買了四人份，連阿嬤、爸爸、媽媽的份也都有想到，不錯不錯，孩子不但成功解鎖「一個人逛夜市」的成就，而且還知道要考慮其他家人，生活能力又往前邁進了一步！

放這樣的孩子單飛，作爸爸的心臟真的要夠大顆，我內心其實也十分煎熬，但是，孩子越來越大，總是得讓他自己嘗試。

這次的「自己逛夜市」挑戰，不管過程如何，最終他成功辦到了，未來還有各種挑戰等在眼前，沒關係，我們一個一個來，各個擊破，一定沒問題的！

第一次一個人逛夜市

2020年6月6日

我好久沒逛夜市了，想要去買東西吃，但是媽媽下班太累不想去，爸爸說要給媽媽休息，就開始講人生的道理，講了很久，每次爸爸講人生的道理，都講很多事情，那些東西我都知道，可是爸爸還是會一直提醒我，怕我會忘記。

每次逛夜市都是全家三個人一起去，現在爸爸覺得我長大了，也應該要獨立了，不用什麼事情都一定要爸爸媽媽在身邊才能做，我自己一個人也可以完成，最後就鼓勵我一個人去逛夜市。

我覺得我有能力可以一個人獨立逛夜市，這個不會很難，只是怕有不良少年會故意找麻煩，我沒辦法處理，因為不良少年都是晚上才會出門做壞事，如果倒楣碰到了，爸爸有教我要怎麼求救，最主要還是眼睛要注意看，要判斷環境的危險，能夠避開就先避開，因為不良少年比較不敢找成年人下手，他們只敢找單獨的年輕人下手。

我換好白色衣服，就一個人騎腳踏車出門了，我騎的路線是市區，先右轉再左轉，最後腳踏車停在全聯對面，有上鎖，才不會被偷。

去到夜市裡面，我第一個買的是章魚燒，第二個買的是雞排跟雞翅，雞翅是買四支，要買給我自己跟爸爸、媽媽、阿嬤吃的，第三個是買冬瓜鮮奶，第四個是買黑輪，我買了四支，也是要跟家人一起吃的，我還有繼續逛很多地方，可是應該夠吃了，所以我就沒有繼續再買了。

我看時間，晚上已經快十一點了，我也有一點餓，要趕快回家，我回到家，爸爸在樓下等我，我就去樓上叫媽媽下來吃，我們一起吃

蔡傑日記

的很開心，我以後會慢慢習慣一個人去逛夜市，因為長大了，爸爸有說等我十八歲可以考駕照，如果筆試考得過，我就可以騎機車去逛夜市，就不用騎腳踏車騎這麼累。

06 生活的能力

說來也有些無奈，
能引導蔡傑對所謂成就「有感」的誘因，
竟然是「吃」！

高二上學期，某一天老師傳來一則訊息，打開一看，是一張通知單，內容是「二〇二〇總統教育獎」的申請報名表！

我受寵若驚，哇！這麼大的獎項，有可能輪到我們嗎？

「總統教育獎」遴選方式是由學校先推薦人選，資料送件後進行初審，在初審階段，會先淘汰一半以上，再進入下個階段。複審委員會親自到學校訪視，學校、家長要先準備好學生相關事蹟證明，校長、老師、學生都要向委員們報告，在這個階段，會再淘汰三分之二的人選，最後留下來的，才是總統教育獎的得獎人。

我興奮到整整三天都睡不著覺，既然學校給了蔡傑這樣的機會，我們當然要好好把握，我花了好幾天來收集資料，整理好交給老師彙整。

蔡傑很幸運地通過初審，進入第二關的複選，校長還特地邀請他校有經驗的校長前來指導，在沙盤推演的過程中，我們也做了很多調整，雖然蔡傑在決選階段落選了，但只要有進入複選的學生，都可以得到教育部「二〇二〇奮發向上優秀學生獎」的獎狀。

不管有沒有選上，光是能夠獲得學校推薦，對蔡傑而言，就已經是一樁卓越的成就了，還能進入複選，對我們家族而言，也堪稱是光宗耀祖的事情了。

對一般正常人來說，誰不喜歡得獎、不喜歡獲得肯定呢？如果有機會能夠站在舞臺上享受掌聲，正常人一定會很興奮地分享、慶祝，甚至炫耀。

但，對於蔡傑這種先天擁有「聖人特質」，與世無爭、不食人間煙火的人來說，得獎，根本就沒有什麼感覺，不過就是拿到一張紙而已。

從小到大，我沒看過蔡傑因為任何比賽獲勝而欣喜若狂，甚至連最基本的喜形於色都沒有！一次也沒有！

之前，蔡傑在上海參加「國際特奧融合網球比賽」，他跟夥伴隊友一場接著一場打，打到最後一場，在冠亞軍賽贏得金牌，蔡傑的夥伴第一時間就走過來，驕傲之情溢於言表，興奮地對我說：「耶！我們贏了，冠軍喔！太爽了！」

為了勝利而喜悅、想要分享成就的興奮，這是地球上任何一個人都應該會有的自然表現啊，但是，蔡傑在打贏的那一刻，卻只是靜靜走下場，彷彿剛剛那場賽事與他無關，得到冠軍，他的表情彷彿只是「噢，結束了，可以吃飯了。」平淡得沒有一絲漣漪，完全體會不到勝利與喜悅的感覺。

那是他辛苦積累多年才獲得的成就，我多麼希望他可以理解、體會這種喜悅，為這個努力過且有所收穫的自己驕傲一回啊，奈何孩子的腦迴路與常人不同，就是感受不到這份驕傲。

獨立重要的一步，學會爭取

從襁褓期到如今，也已經十七年了，每一個正常孩子早就學會了複雜的思考，也早就瞭解何謂競爭與輸贏，但蔡傑一路走來卻始終單純、與世無爭，從未改變過。

從好的一面來看，他有著一顆絕對不會受到濁世汙染的純淨心靈，但從不那麼好的一面來看，過於簡單的思維，也就意味著比較缺乏競爭力，甚至缺乏根本的生活能力。

孩子對於抽象的榮譽沒有感覺也就罷了，說到底，不過就一張紙，一塊金屬的牌子而已嘛！但是，如果孩子連對獎金也毫無感覺，總是這樣呆呆傻傻的，就算被人騙或被占便宜也渾然不知，我就不大能接受了。

我並不指望孩子要變得「精明」，但起碼不能像這樣對凡事都無感，畢竟父母無法永遠在他身邊，他得自己學會如何在這個世界上自立生活才行。

第一時間感受不到勝利的喜悅與成就感，無法「先知先覺」也就算了，但我想我至少應該要引導他能「後知後覺」也好。

說來也有些無奈，能引導蔡傑對所謂成就「有感」的誘因，竟然是「吃」！以前，只要學校有給蔡傑獎勵或是獎金，我一定會用這筆獎金帶蔡傑去吃大餐，在享用美食的過程中，我就會跟他解釋這筆獎金的由來與意義，讓他自然而然把為什麼可以吃大餐與該成就事件連結在一起，下次就會更加努力。

對蔡傑來說，這條簡單的公式是這樣的：

努力＋成果＝吃大餐＝快樂！

國際特奧融合網球比賽那次當然也不能例外，回來拿到獎金以後，我便用這筆獎金帶蔡傑去吃牛排，這時候再回頭跟他討論網球比賽的事情，他才開始有開心的感覺。

這孩子的腦袋一直沒辦法進階到比較高階的層次，無法像我們一般人一樣從心靈層面獲得成就感與喜悅，而是停留在比較低階的層次，一定是要摸得到、吃得到，才能感受到滿足。

而在總統教育獎這次，雖然未能殺進決賽獲得獎項，但能進入複賽得到「教育部獎狀」也還是有若干獎金，拿到獎金之後，我們用這筆獎金去吃大餐。看在大餐的份上，蔡傑總算有點體悟到教育部獎狀是「有意義的」。

那一餐我們點了好幾樣食物，最後，蔡傑看著菜單，自己主動把金額算出來，對我說：「總共是兩百九十五元。」

我也算了一下，其實，那一餐的總額應該是三百零五元，但我期待他有解決問題的能力，因此我並沒有立刻糾正他，而是讓他去碰壁，「很好，會主動算錢，有進步。等吃飽了，再去付錢。」

吃飽後，我拿一千元給蔡傑去結帳，為了算要找多少錢，蔡傑算到冒汗，我則耐心等待，他辛苦算了一分鐘後，終於算出來了：「一千元應該要找七百零五元。」

「好，你去付錢。」我依舊不動聲色。

果然，蔡傑去付錢，遲遲沒回座，我走過去櫃檯，看到他手上拿著老闆找給他的六百九十五元，站在現場算錢，而且，居然還勇敢地跟老闆說：「你找錯了，要找七百零五才對！」

以前蔡傑對萬事無感，對支付金額從不上心，店家找了錢也不算，人就直接離開，完全不動腦袋，這件事情已經被我念了N次了，但他總是不改，今天不但主動算了金額，還站在櫃檯「據理力爭」，這對蔡傑來說，實在是很大的突破。

老闆給蔡傑帳單，請他再算一次，但蔡傑一時間轉不過來，沒有看帳單，而是把手上的錢再算一次，然後又跟老闆說了一次：「你找錯了。」

因為櫃檯周圍有很多人在等待，我不想耽誤大家時間，便跟蔡傑說：「老闆沒有找錯，是你算錯了，我們先走，等一下爸爸會再跟你說。」

離開後，我跟蔡傑解釋：「爸爸也是算三百零五元，所以一千元找六百九十五元並沒有錯。爸爸故意不跟你講，就是要看你會不會自己去解決。」

我誇獎他：「你這次有進步了，有留在現場算錢，沒有離開，金額不對，你也敢向老闆反映，很棒，真的很棒！」

「不過，下次如果發現金額跟你算的不一樣，你應該要把帳單再算一次，有可能是你算錯，也可能是老闆算錯，所以大家都還要再算一次，才會知道到底是誰算錯。」

「還有，你也要學會觀察與判斷現場的環境，如果剛剛現場沒有顧客在等，老闆也不忙，爸爸就會陪你在那邊慢慢地算。但是，剛剛櫃檯已經有那麼多人在等，老闆很忙，店員也很忙，大家都很忙，所以我們不要去耽誤別人工作的時間，能趕快解決，就趕快解決，爸爸才會叫你離開，再慢慢解釋給你聽。」

教育特殊兒就是這樣，沒辦法僅憑抽象的口頭指導就教會他，而要把握每一次實際的機會循循善誘，才能達到效果。

蔡傑似乎也聽懂了，回家後，當著蔡傑的面，我特意跟阿嬤提起這件事情，「蔡傑今天很棒喔！他會主動算錢，然後發現老闆找錯了，他也沒離開，敢反映耶！」

阿嬤說：「我帶蔡傑去買小吃，滷味或鹹酥雞，每次老闆都會跟蔡傑說這個好吃、那個好吃，然後蔡傑都會被老闆騙，點了一大堆，結果都吃不完，還要丟掉。」

「我知道啊！所以他常常被我罵，沒有判斷能力，老是人家怎麼說就怎麼做，不過這一回，真的有進步了。」

太太下班後，我又故意在蔡傑面前跟太太提了一次，「蔡傑今天超棒的！他會主動算錢，覺得老闆找錯了，他也敢反映耶！不是老闆說怎麼樣就怎麼樣喔。」

太太明白我的用意，也連忙配合：「真的嗎？真是感動！媽媽都是直接收錢進去，沒有在算的，蔡傑已經比媽媽厲害了。」

我們之所以不厭其煩一次次重提此事，就是為了要深化蔡傑的印象，他做得很好，將來在生活中也要靈光些。

頒給蔡傑那幀「教育部獎狀」上面寫著：

「國立嘉義特殊教育學校蔡傑同學，奮發上進、服務奉獻、出類拔萃，榮獲二〇二〇奮發向上優秀學生獎，特頒此狀，以資鼓勵。

部長 潘文忠」

我很清楚，蔡傑並不「優秀」，也不「出類拔萃」，以他的悟性，可能也難以理解何謂「服務奉獻」，但他確實「奮發上進」沒錯。

只是我們奮發上進的目標，並不是出人頭地，而是希望有朝一日，就算沒有父母幫助，他也能獨立在社會上生活。

對我來說，這幀「教育部獎狀」或發給他的獎金，其實都不是重點，使用這筆獎金吃大餐後衍生的「兩百九十五元事件」，從而帶給蔡傑「生活能力」的啟發，才是我真正重視的地方。對正常人來說，這根本不用教，但這對蔡傑來說，卻是別具意義的重大突破。

可以有這樣突破性的進步，我覺得已經非常了不起了。

「沒離開」、「願意堅持下去」、「有動腦思考」、「不是任人宰割」！

這孩子又進步了，我看見了，你們也看見了嗎？

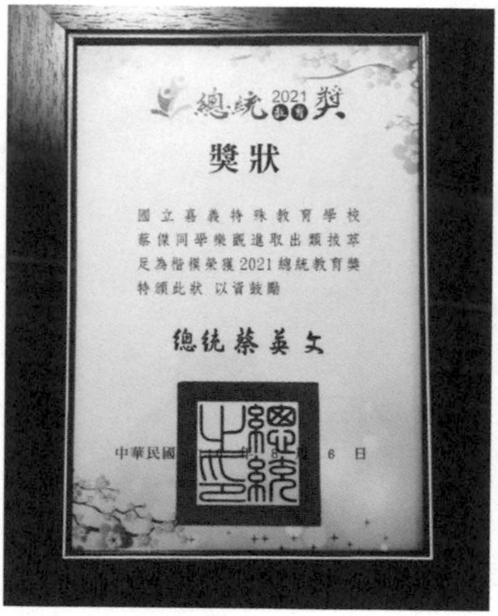

2021總統教育獎。

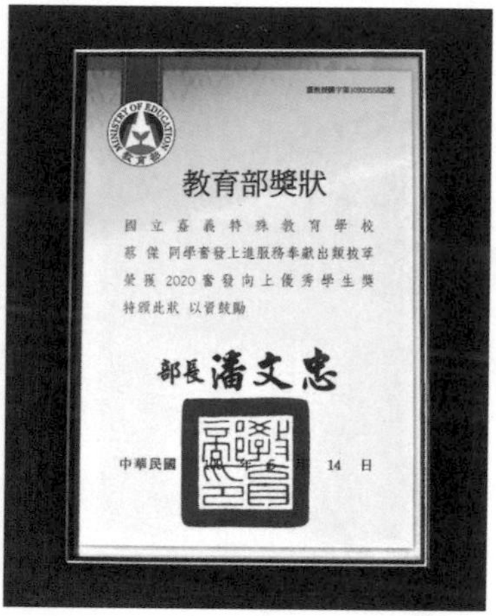

教育部「2020奮發向上優秀學生獎」的獎狀。

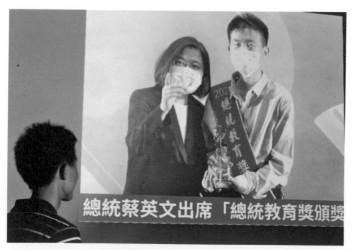

隔年（2021年），蔡傑正式獲得小英總統頒發的「總統教育獎」。
※：影片畫面來源「民視快新聞」

拿獎金的感覺

2019年5月31日

我有參加學校的社團活動——扯鈴，每個星期四第二節跟第三節要去練習，教練最近有教我「拋鈴」跟「金蟬脫殼」的絕招，每次上課我有認真的練習，我從高一上學期開始練習到現在。

下學期老師幫我報名參加「嘉義市一〇八年市長盃扯鈴錦標賽」，出發前有先在學校練習，然後就去世賢國小，到了比賽會場我們先練習，也有看其他選手表演，最後就換我們學校了。

我們學校派出四位選手，他們先上場比賽，最後才換我，我上去的時候不會緊張，依照老師教我的順序，先表演大車輪、拋鈴、金蟬脫殼、拋鈴敲棍、拋鈴敲地，最後是變魔術，從頭到尾我都沒有失

葉傑日記

誤，再換別人比賽。

中午有發便當是雞肉跟鴨肉，有發運動飲料，回學校之後，老師說我有得獎，有獎狀，也有全聯的禮卷三百塊，我很高興，爸爸就帶我去全聯買東西，我是挑冰棒、冰淇淋、牛奶。

我開始對比賽有感覺了，因為贏了有獎金，我會有成就感，也可以去買我喜歡的東西，這是老師幫我報名的第四次校外比賽，我終於第一次拿到獎金與獎狀了。

07 壓力的意義

「要管我、要有壓力，才會一直進步。」
他毫不遲疑地說。

有一回，我跟蔡傑在聊學校裡的事情，聊著聊著，他突然冒出一句：「你就不要把我生出來！」

我嚇了一跳，一時之間不知該怎麼接話，原本沉迷韓劇的太太也怔住了，無心再繼續追劇，空氣陷入微妙的沉默。

難道，這孩子是在埋怨我們把他生下來嗎？

太太韓劇也看不下去了，小心翼翼問了蔡傑：「為什麼……不要把你生出來呢……？」

蔡傑指著傑媽的肚子說：「我小時候是不是在媽媽肚子裡？我就繼續躲在媽

媽的肚子裡面就好了，不要生出來，就不會有壓力了。」

原來，蔡傑因為我不斷關心他學校裡的事情，他被問到招架不住，覺得實在很煩，不想再繼續這些話題，才冒出那樣的句子。

雖說一開始被他那句話嚇了一跳，但我卻覺得有一點高興。「你就不要把我生出來！」這句話，可是蔡傑過去從來不曾有過的表達方式啊，雖說是一句抱怨，但至少他有能力可以表達出來，總比什麼都不會講，或是出現其他的行為問題來得好。

我告訴他，我們聊學校的事情，是為了要訓練你思考與記憶的能力。你跟爸爸聊天不需要感到壓力，如果覺得已經超過腦袋的負荷，可以告訴爸爸：「我想不起來，我累了，不想講了。」單純的蔡傑聽我這樣說，有找到解決的方式，他馬上將這句話複誦幾次，也就釋懷了，最後開開心心上床睡了。

要一直進步！

隔天，他在寫日記的時候，我故意湊過去問：「蔡傑，你現在寫日記會不會有壓力？」

「不會！」

「那你以前小時候寫日記會不會有壓力？」

「會有壓力！因為不會寫，寫不出來，就哭了。」

「因為以前你表達能力還不夠，如果爸爸沒有要求，你就不會進步，不進步也就算了，還一直退步，所以你需要一些壓力來幫助你成長，就算你哭，還是要寫完，等到你的能力發展出來了，做這些困難的事情就像呼吸一樣簡單的時候，你就會知道，過去那些壓力，其實是幫助你成長的助力。

「你會自己主動寫日記之後，表達能力其實也跟著一直進步，我們才開始有正常溝通的管道，以前你那些奇怪的行為也開始漸漸消失，會表達、會告狀，才不會一直被人家欺負。你學會正常說話的方式，人家才有辦法跟你聊天，聊心事，不是像以前永遠都是呆呆的，像木頭人一樣，這就是『壓力』帶給你的好處。

「還是你要選擇永遠不進步、沒感覺，就算繼續被欺負也沒關係？還是不要把你生出來，永遠躲在媽媽肚子裡面就好了？」

「不要！要進步！」他斬釘截鐵地回答。

「有正常表達的能力之後，你就可以自己去買你喜歡吃的東西、去跟美女聊天、去你想去的地方，可以獨立、自由自在；有足夠的能力，人家相信你，你才不會一直被人家要求，這都是學習的過程。」我又再問了他一次：「還是你希望爸爸都不要管你，你躲回去媽媽肚子裡，不要長大也可以？」

「要管我、要有壓力，才會一直進步。」他毫不遲疑地說。

很好，這孩子並沒有選擇逃避，而是希望不斷成長。

「有一點點壓力沒有關係，忍耐一下，以後你出去工作，出了社會就是這樣，趕快把該學的事情學起來，人家就不會要求你了，會感到有壓力，就是因為事情沒做好，只要你趕快把事情做好，壓力就會解除了，就像你練習寫日記一樣。」

以前要蔡傑寫日記，那可真是舉筆維艱，如今，他已經可以很順暢地用文字記錄自己的心情與生活了，他自己一定可以明顯感受到這種進步。

「你昨天有說這一句：『你就不要把我生出來！』爸爸其實覺得你很厲害欸，至少你有能力讓媽媽自願把韓劇關掉，這點爸爸可沒辦法（笑）。這句話是你自己想的嗎？」

他眼睛一亮，露出驕傲的神情：「對啊，我自己想的！」

「很好，這就是進步，你有新的句子，在家裡就要勇敢說出來，不用怕！外面的人，或許不見得有耐心聽你講話，但爸爸媽媽永遠會願意聽你講話。

「所以，不管發生什麼事情，在家裡，你都可以盡量講出來，講錯也沒關係，爸爸會幫助你。不過，如果在外面，怕有些話說出來會傷害到別人，引起誤會，那些不恰當的話，就最好不要亂講，要慢慢學習去判斷，什麼場合要講什麼話，好嗎？」

「好！」

「好，你繼續專心寫日記，寫完了，爸爸就帶你去打網球，騎獨輪車，再買一杯飲料給你喝。」

「謝謝爸爸。」

「不用謝謝爸爸，晚上等媽媽下班後，你自己去跟媽媽說：『謝謝媽媽把我生出來』。」

他是單純的孩子，一定會聽話照做的，而且，他絕對不是口不隨心的，我知道他是真的全心倚賴依戀我們的。

他是特殊兒，但我並不「遺憾」自己生下這樣的孩子，他是上天給我的寶貴賞賜，這十幾年親密陪伴的歲月裡，雖然很辛苦，但也無比幸福，我深信，蔡傑跟我一定有相同的感受。

在我們的生活中，壓力是一種日常，苦與甜總是相倚的，但我們都相信，最後一定會有所成長，苦盡甘來，整個人生算起來，一定是甜的比較多，這樣，就足夠了。

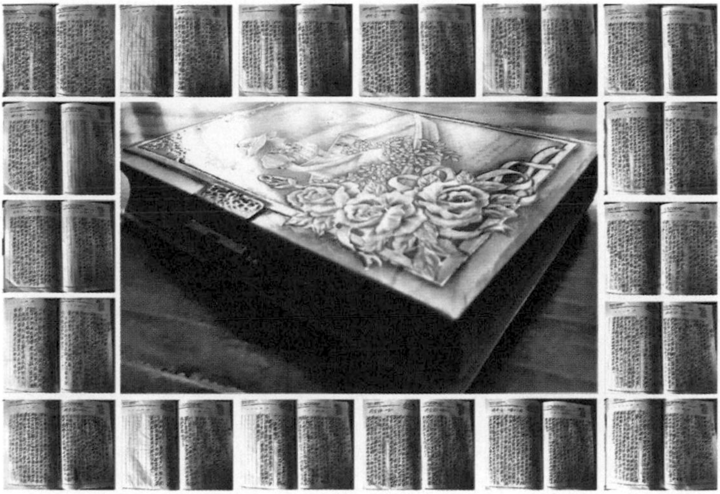

蔡傑高中的日記。

當助教

2019年7月10日

暑假期間每個禮拜都要跟爸爸去臺中教小朋友，早上是六點起床，我們搭七點三十二的高鐵出發，到了訓練的場地，我先騎獨輪車玩一下、小朋友先溜蛇板，熱身好之後，我要開始教小朋友騎獨輪車。

小朋友是重度自閉症，不會講話，很愛生氣，就跟我小時候一樣，所以我會拿著飲料來鼓勵他，只要他乖乖的練習，有配合，不會耍脾氣，有成功騎出去，我才能給他喝一口，就跟爸爸訓練我小時候一樣。

等小朋友穩定之後，都可以配合了，我再慢慢增加難度，從原本成功一次可以喝一口，變成功兩次喝一口，再變成功三次喝一口，小朋友就會慢慢進步，訓練完獨輪車，再換成訓練溜蛇板，我比較喜歡訓練蛇板，因為蛇板比獨輪車簡單多了，也比較輕鬆，小朋友學得比較快。

下午我們換到另外一個地方去教小朋友游泳，爸爸在教自閉症學生時，我會先跟普通的小朋友比賽，有時候比自由式、有時候會比蛙式，正常小朋友游的速度都比我還快，休息的時候，我們就去泡溫水，還有去蒸氣室，然後再回來自己游。

爸爸會叫我過去當助教，訓練我怎麼教小朋友游泳，訓練小朋友游泳又比訓練獨輪車更辛苦，因為在水裡面行動不方便，不好教，我做不好的時候，爸爸也會很嚴格兇我，爸爸是故意兇給小朋友看，這樣小朋友才會聽我的話。

每次我跟爸爸去當助教，回家之後都覺得很累，比我自己運動還

蔡傑日記

要更累，所以晚上都很好睡。

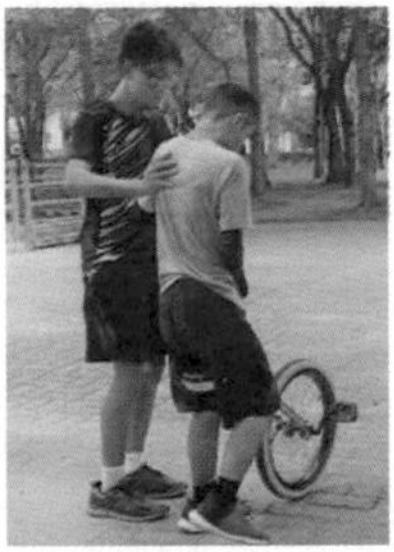

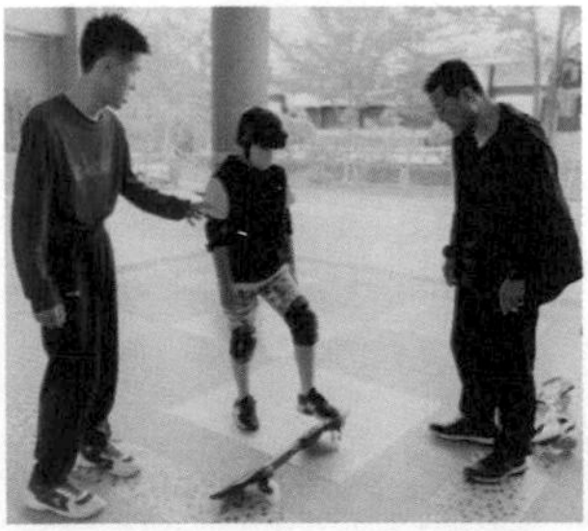

Chapter 4

星星少年的夢想探索

做為爸爸，我最期盼的就是孩子可以獨立，
做一份有尊嚴的工作，
如今，他已經踏出了這一步……

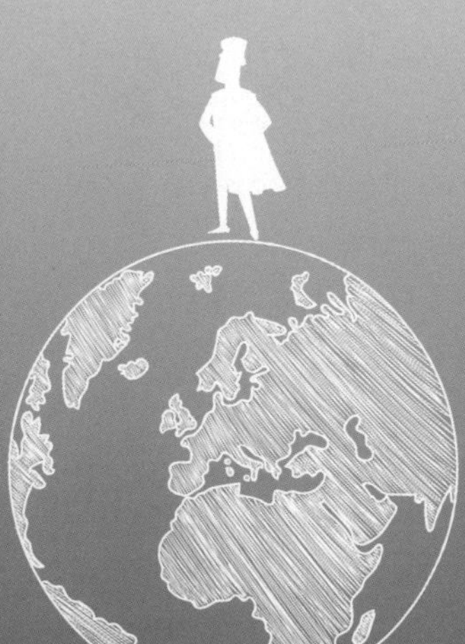

01 烘焙證照，不可能的任務？

人家是「一分耕耘，一分收穫」，
我們是十分、百分、千分的耕耘，才能換一分收穫。

高一暑假，蔡傑參加了學校的烘焙課程，每次去學校上完烘焙課，都會帶當天做的吐司與麵包回家。高二開學後，老師詢問要不要報名烘焙丙級考試，當時我的第一反應是：蔡傑怎麼可能過得了學科這一關？他要如何能夠通過丙級的測驗？這根本是不可能的任務吧？

因為老師常會致電與我討論孩子的事情，被老師的熱情感染，那就努力來試試看吧，如果能考過，不就賺到一張證照嗎？如果考不上，那也是正常的。

幾個月之後，蔡傑在學校練習的測驗卷也累積不少了，我全部收集起來，先將答案都塗掉，再拿去影印十份，準備每天讓蔡傑在家練習。

我沒學過烘焙，大部分的題目我也看不懂，但老師很重視這件事，作為家長又怎能鬆懈？我跟傑媽每晚都會輪流陪蔡傑做題。蔡傑的閱讀能力十分有限，題目文字密密麻麻那麼多，有些字的發音，他甚至連念都念不出來，就連死背答案都很辛苦。

努力了一段時間，蔡傑終於將我影印的測驗卷全部都寫完了，於是我們開始上網做線上題庫。轉移陣地以後，蔡傑每次測驗出來的分數竟然只剩二、三十分，彷彿之前我們完全沒有做過考古題似的，就是閉著眼睛隨便亂猜，差不多也是這樣的分數吧？

明明是類似的題目，但對蔡傑來說，紙筆測驗跟線上測驗，就是不太一樣的東西，他無法把紙筆練習的成果順利移植到線上。

對於這樣的困境，其實我們也習慣了，蔡傑從小到大這十幾年來，類似狀況已經不知反覆發生過多少次，只要換個方式、換個地點，之前已經教會的技能就會莫名消失歸零，唯一的解套方式就是：繼、續、練、習，直到完全變成本能的反射神經為止。

我們沒有灰心，每天晚上練習一、二個鐘頭，剛開始蔡傑看到這麼多字就會睡著，我們得叫他起來繼續練習，也鼓勵他如果可以考過，爸爸就會給獎勵，他知道爸爸從來不騙人，後來也真的每一天都自動自發去做線上練習，甚至可以不需要我的陪伴。

考試，一直以來都是蔡傑的罩門，想不到他願意為了烘焙丙級考試，出現「自動自發」去練習學科，這可是過去十年來從沒發生過的事，每次我看到他為了考試這麼認真，就覺得好感動，就算考不過也沒關係了。

又過了幾個月，蔡傑線上測驗的分數，終於慢慢進步到四十～六十分了，只要蔡傑分數有進步，那天晚上我就會去買宵夜來慶祝。

除了在家苦練，每週一、三、五放學後，蔡傑也會留在教室接受老師親自輔導，每星期二、四放學後，還要去電腦教室測驗，只要沒事，我們在家就是線上練習，我們全家人心無旁騖，專心為烘焙學科測驗拚了。

調整、調整、再調整

四月中旬，因為這些日子的努力，蔡傑似乎也慢慢領悟到考試的規則與技巧，經過反覆巨量的練習，偶爾他也可以矇到八十分以上，讓我也開始萌生盼望，嗯，說不定我們真的有機會可以考過喔。

烘焙學科筆試，五月分公布學科成績，及格線是六十分，他考了六十二・五分，低空飛過！真是好險！要知道能夠通過學科考試，可是比要他去打東亞區特奧網球比賽第一名還要困難啊。

學科僥倖通過了，還有術科這一關，也能如此幸運嗎？

蔡傑除了動作慢，還有僵硬的固執行為，缺乏應變能力等劣勢，他比較難接受作息、環境、遊戲規則等面向有所改變。而術科考試的時間是必須從早上八點半一直做到下午兩點，中間不但不能吃飯，也不午休，但是蔡傑是中午需要睡午覺的人，老師跟我反應過很多次，因為中午沒睡午覺，每次做完烘焙，蔡傑一回教室就是睡覺，老師建議做烘焙的前一天晚上，最好能早一點睡覺，儲備體力。

但要改變疲乏狀態，談何容易？

正常人很難理解自閉症孩子對於「改變」的抗拒。以前小學老師也跟我反應過，蔡傑是每一堂下課就「一定要」出去教室玩的人，沒辦法下課時間被留在教室裡，如果有什麼突發事件或是犯錯被處罰，下課不能出去玩，蔡傑的腦袋就無法變通。搞不清楚狀況，一定要出去玩的行為，讓老師很傷腦筋。

對於自閉症孩子來說，已養成的習慣臨時被改變，如果大人處理不好，他就會像碰到世界末日似的，整個生活秩序徹底分崩離析，甚至會引起嚴重的情緒海嘯。蔡傑小時候就是這樣，每次都會對身邊的人構成很大的殺傷力，我們努力好久，經過長期訓練、反覆調整，蔡傑才慢慢克服這種僵固行為。後來在學校就算碰到習慣的規矩臨時改變，只要老師願意心平氣和好好跟他講道理，他也可以被說服，去配合老師訂的新規矩。

但這一回要改變的是生理時鐘，這種事能用道理來說服嗎？

幼稚園、小學、國中都有午休時間，蔡傑午睡早已養成習慣。我是有跟他說：「遇到學校做烘焙的時間，偶爾一次午休不睡覺也沒關係，因為這是考試的規定，為了術科，就忍耐一下。」為了讓他適應，我也開始陪他練習中午不要睡覺，假日在家我會安排事情讓他去做，避免因為無聊又想睡。蔡傑很聽話，只要有要求，他也願意配合與忍耐，等到下午他做完事情，再找空檔補眠，沒關係，只要術科考試時間能保持清醒就好了。

平常蔡傑大約是晚上十一點左右就寢，為了烘焙實作，我開始要求他十點就要上床睡覺，以儲備足夠的體力，希望能夠幫助他熬過術科考試。

練習與調整作息的過程都很辛苦，但是我們的人生就是這樣，好像一直在上坡路，命運對我們從不寬貸，人家是「一分耕耘，一分收穫」，我們是十分、百分、千分的耕耘，才能換一分收穫，但沒關係，來吧！我們還是會勇敢接受挑戰的，就算最後沒通過證照考試，至少我們認真努力過，也就沒有遺憾了。

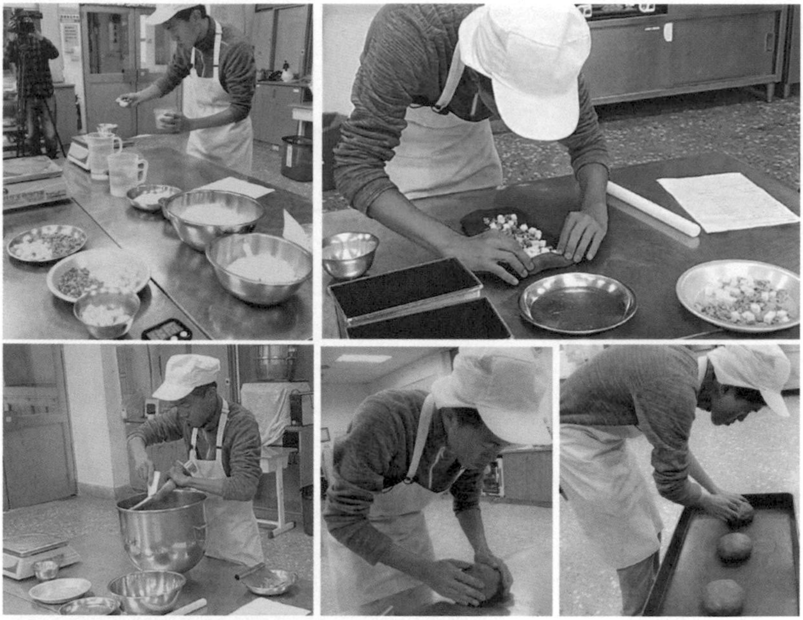

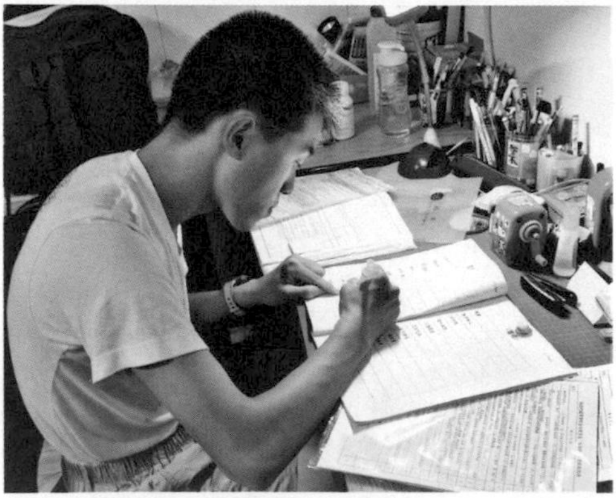

千倍的練習。

烘焙證照學科考試

２０２０年５月２日

我從高一開始練習烘焙，高二準備要考丙級證照，四月分先考學科，六月分再考術科，上學期在學校測驗，我每次都只有考二十分，爸爸很擔心我會考不過，放寒假的時候，會叫媽媽有空陪我複習學科，下學期剛開始測驗的時候，最多也只能考三十分，所以，我們二月分開始每一天都要花兩個小時來加強複習學科。

老師有發題庫讓我練習，回家後媽媽會一題一題的解釋，會幫我複習題庫，每個星期二、四放學要留到第九節，在電腦教室做測驗，每個星期一、三、五放學後是留在自己教室，老師也會幫我複習。

每天都在複習學科，有時候媽媽上班很忙，沒有時間陪我，爸爸就會陪我用電腦來測驗，測驗過好幾百次，我才慢慢進步到四十分、五十分，但有時候還是只有三十分，一直都沒辦法考及格。

我的頭腦沒那麼聰明，一下子沒有辦法記那麼多東西，每次的測驗都考很低，複習很多次，分數還是沒有辦法突破。

後來爸爸陪我運動的時間變少了，這兩個月晚上星期一、三、五也不去上網球課了，爸爸說：「要專心準備烘焙學科，其他事情都不用做。」所以線上測驗的時間變更多了。

考試的時間快到了，老師那麼辛苦教我，我也要認真主動去練習，每次測驗都要測很多次，重複再重複，錯的還會抽問，這樣考試才沒問題，我要經過大量的測驗，才會慢慢的進步，後來我的分數有慢慢變高，終於可以及格了，爸爸很開心，就會讓我自由，也會有獎勵。

我每天自主練習的次數都很多，後來考及格的次數有慢慢增加，可以考到七十分了，爸爸跟媽媽很開心，我也會有成就感，有自信，有過關的感覺就比較不會有壓力，有時候爸爸媽媽都不在，我自己一個人也會線上練習測驗，我最高的時候也可以考到八十分。

四月分終於要考試了，我考完後就很輕鬆，耶！終於考完了。

星期四老師有說我的學科考過了，我的心情就很好，好開心，爸爸晚上有訂披薩幫我慶祝，爸爸說以我的腦袋，考丙級要考及格是不可能的任務，但是我挑戰成功了，所以才有獎勵。

都是老師的指導，老師用心教我，沒有放棄我，我要謝謝老師，接下來我要開始準備術科的考試，我要好好的練習，希望六月分的術科也可以過關。

蔡傑日記

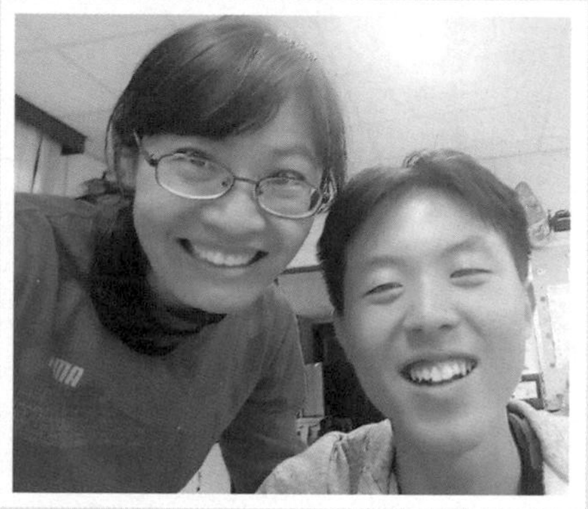

蔡傑與級任老師。

02 人生第一張證照

我一直在想，這世界上除了爸爸，
到底還有誰有辦法教蔡傑學會一項技能？

是的，蔡傑拿到了人生第一張技術士證：烘焙食品—麵包類丙級證照。過程當然是充滿艱辛，但是，我想說的並不是蔡傑的勵志事蹟，而是一個春風化雨的故事。

若不是蔡傑遇到一位好老師，他絕對沒辦法做到這件事。蔡傑為了準備烘焙丙級證照考試，除了反覆進行無數次練習，也必須做出各種作息調整，那段時間承受極大壓力，就連他這種吃苦吃成習慣的孩子，都還是難以承受。

記得有一天，蔡傑放學跟我一起練習網球，我買了一份麥當勞套餐當作犒賞，但是那天他面對他最愛的薯條，居然跟我說他吃不下，整個打網球的過程他也心不在焉、心事重重，一邊打還一邊喃喃自語。

打了大約半小時，他就自己主動來跟我說學校的事情，以前都要我旁敲側擊、不斷詢問他在學校發生的事情，但他那天卻主動來講，可見得那件事多困擾他。

後來，我了解他在學校烘焙沒做好，被老師念，看樣子應該被念得滿慘的。

我也知道，孩子為了準備烘焙丙級考試，已經付出極大的努力，便寬慰他：「特殊學校的學生想要考上丙級證照，難度非常非常高，通常在『學科』這關就已經過不了了，你去考烘焙丙級的學科，居然能夠過關，這是奇蹟，真的很不容易！老師當然會希望你術科也可以過關，所以才會對你要求高一點，如果老師放水，讓你輕鬆隨便亂做，最後你還是考不上，你希望這樣子嗎？

「我們專心練習，將錯誤改過來，做得好，就不會被念了。以後你出社會去上班，也是一樣的道理，只是外面的社會可不是只有念而已，都是用罵的喔！你要自己去適應這個過程，每個人都是這樣長大，爸爸、媽媽也都是這樣長大的，吃得了苦、禁得起被人家磨練，人家才會願意教你。人家嚴格要求你，都是在幫助你進步，幫助你減少犯錯，你被念，還是要感謝老師，知道嗎？」

晚上，蔡傑也跟媽媽傾訴了這件事，媽媽當然也鼓勵他繼續努力，我以為這樣應該就能化解蔡傑心中的鬱悶，但事實上，還是不夠。

晚上傳來的寬慰

當天晚上十點半，蔡傑還在語無倫次傳line給老師：「剛剛在哭，有可能是奶酥少二十二個，有可能是叫我秤多少聽不進去，或是吐司最後發酵完忘記烤焙。」

雖然時間很晚了，但老師還是立刻回覆他：「今天題目是奶酥二十二個，但是你做的奶酥餡只有二十個，少了兩個，由於好多次練習奶酥餡都有少，所以老師特別提醒你，打奶酥餡時材料要多秤一些，例如：奶油二〇一公克，要秤二一〇公克，你也說你了解了；在秤時，老師又提醒你，你也說知道，但卻沒多秤，加上你桌上掉太多奶酥餡，所以今天才會又少了兩顆奶酥餡。

「遇到問題或挫折，不需要哭，再多想想到底哪裡出錯，哪個環節沒注意，並在下次練習中修正即可喔。

「另外，吐司放入最後發酵箱要記得按計時器（五十分），這樣才不會忘記烤焙喔～今天雖然有很多錯誤，但老師覺得沒有不好，從錯誤中（在沒危險下）

學習，可以記得更清楚。」

收到老師的回覆，那天晚上，蔡傑才終於能安穩入睡，我深深感激孩子的老師，對孩子充滿期望，也對孩子充滿慈愛，遇到這樣的師長，真的是孩子的福氣。

被期望、被相信

我後來才知道，不是只有學科需要閱讀，連術科也逃不過。

我看蔡傑滿書包的術科練習配方表，才恍然大悟，為什麼蔡傑每次做完烘焙就想去睡覺，因為實在是太消耗腦力了。

之前學科的考試是選擇題，就算題目看不懂，還可以用猜的，但術科配方表不但要閱讀，還需要計算，之後進入操作還要記住一大堆瑣碎

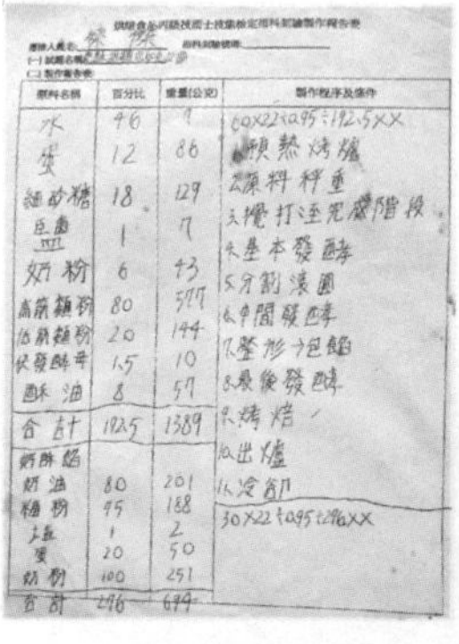

原料名稱	百分比	重量(公克)	製作程序及條件
水	46	[illegible]	60×22÷0.95≒192.5XX
蛋	12	86	1.預熱烤爐
細砂糖	18	129	2.原料秤重
鹽	1	7	3.攪打至完成階段
奶粉	6	43	4.基本發酵
高筋麵粉	80	577	5.分割滾圓
低筋麵粉	20	144	6.中間發酵
快發酵母	1.5	10	7.整形→包餡
酥油	8	57	8.最後發酵
合計	192.5	1389	9.烤焙
奶酥餡			10.出爐
奶油	80	201	11.冷卻
糖粉	75	188	30×22÷0.95≒[illegible]
鹽	1	2	
蛋	20	50	
奶粉	100	251	
合計	276	[illegible]	

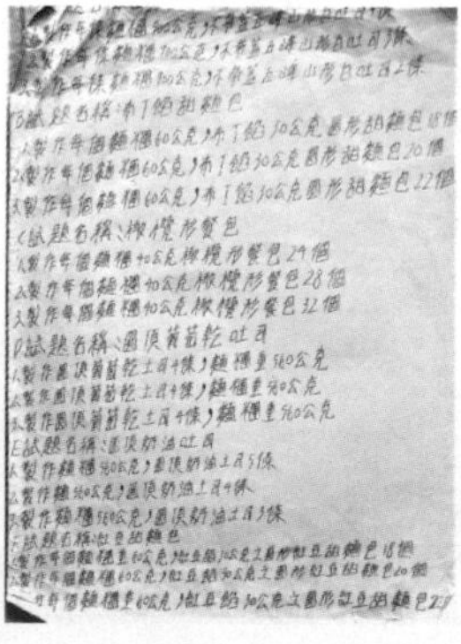

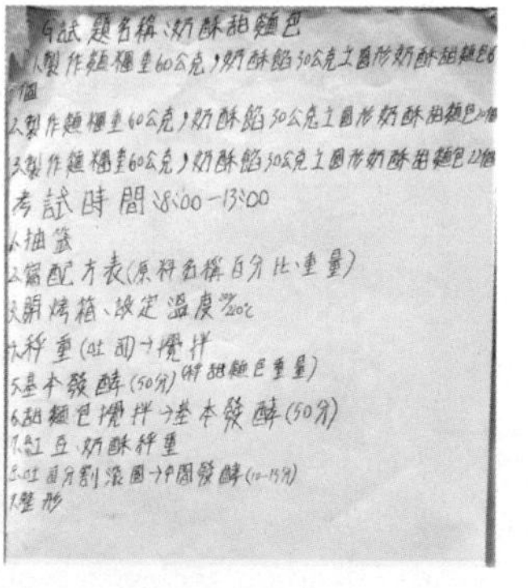

6試題名稱：奶酥甜麵包
1.製作麵糰重60公克，奶酥餡30公克之圓形奶酥甜麵包[illegible]個
2.製作麵糰重60公克，奶酥餡30公克之圓形奶酥甜麵包[illegible]個
3.製作麵糰重60公克，奶酥餡30公克之圓形奶酥甜麵包22個
考試時間 8:00-13:00
1.抽籤
2.寫配方表(原料名稱百分比、重量)
3.開烤箱、設定溫度
4.秤重(吐司)→攪拌
5.基本發酵(50分)(秤甜麵包重量)
6.甜麵包攪拌→基本發酵(50分)
7.紅豆、奶酥秤重
8.吐司分割滾圓→中間發酵(10-15分)
9.整形

很考驗腦力的術科練習配方表。

的細節與技巧。以蔡傑的智商，沒有當場崩潰或半途而廢，而是苦熬著做完才去睡覺，真的已經很難為了，以他的程度要去應付這樣的考試，真的是壓力超大。

術科考試前最後兩個月的密集衝刺，每天蔡傑從學校放學回來，臉上慣有的笑容消失了，每天我陪他打網球，就會聽到他在自言自語，反覆碎念：「小時候都很快樂的事情……小時候都可以……長大後，就沒有那麼快樂了……」

我懂，這對他來說真的太難了，但我仍不斷鼓勵他：「小時候爸爸訓練你游泳，你有沒有壓力？訓練直排輪，你有沒有壓力？訓練獨輪車，你有沒有壓力？你有沒有哭？有沒有抓狂？有沒有撞牆撞到流血？有沒有變成瘋子？有沒有在馬路上亂衝亂跑……

「那現在呢？是不是全部都克服了？本來很困難的事情，到後來，有沒有都變得很簡單？這都是過程，長大的過程，本來就是這樣。」

孩子聽話忍耐了，逆來順受的態度，讓我揪心。

過去教導孩子學技能，至少我自己都懂，孩子的進度也是我可以掌握或預測的，但這次烘焙術科我卻完全幫不上忙，我沒有設備，不懂技術，面對蔡傑，好像從來沒有像這一次這麼空虛與不踏實。

六月某一天烘焙課後，蔡傑跟我打網球時，又對我說：「別人都會有自信，只有我都沒有自信……」

我猜想那天在學校做烘焙，蔡傑肯定又當機做錯，然後又被老師念了，果然晚上十點多老師傳來訊息：「蔡傑，回家後心情有沒有好一點？感謝你沒發脾氣，只跟老師說你有點難過。今天你們四人做好麵包後，老師和你們一個個檢討每位同學需要注意的地方，檢討前也一再告訴大家，我並不是要罵你們喔～而是讓你們透過檢討、發問來找出不容易注意的地方及改善的方法。」

中間老師也溫柔地跟蔡傑解釋，為何要跟爸爸提及他太累在學校睡覺的原委，老師告訴蔡傑，那是因為，老師希望跟爸媽一起討論如何改善他在學校疲累的情形，幫助他保持足夠的體力與專注力。

而在那則很長的訊息之後，老師又傳來第二則訊息：

「怕你今天太難過沒有注意到我們的討論重點，因此再幫你把重要注意事項陳列如下：發問很重要，遇到不會的或不知材料放那裡，記得要向他人發問，但要記得喔，不要看見美女就傻傻的一直在聊天。」

仔細往下看，才知道原來蔡傑之前曾經因為只顧著和漂亮女同學聊天，因而出現很多流程錯誤。老師還勉勵他，考試當天會有很多大姐姐志工從旁協助，只是「老師比較擔心你看見漂亮的大姐姐太高興了，顧著聊天而沒有專心喔。」

看了真是又好氣又好笑，這孩子畢竟是情竇初開的年紀，就算是特殊兒，還是過不了美人關。

到了凌晨十二點，老師竟然還沒睡，又傳來第三則訊息，諄諄叮嚀烘焙吐司時需要注意的細節，這三則訊息都很長，而且用字遣詞都經過仔細斟酌，看來蔡傑那天肯定特別挫折，老師花了很多時間心力在打這些內容，字裡行間滿是溫情與鼓勵，自己的孩子被師長這樣真誠地關懷著，我深深感動。

老師也有自己的家庭，家中還有一位學齡前的女兒，照顧小小孩想必也很累，卻願意在下班後，額外花這麼多心力在我家蔡傑身上，若這不是春風化雨，什麼才是春風化雨？

她從頭到尾，都深深相信蔡傑有機會可以成功拿到證照，她對我家孩子是「有期望的」，所以才會不厭其煩一直鼓勵蔡傑，一定要熬過這最後一哩路。

哪一個家長不希望自己的孩子是被老師「期望」與「相信」呢？

有這樣認真的老師，我們怎能不繼續加油？

一起完成不可能的任務

該來的，終究是來了，六月蔡傑參加了術科考試。

雖然之前有去看過考場，但是自閉症孩子的適應力本來就沒這麼好，環境的改變，肯定會造成程度不一的影響。事後我聽老師說，果然蔡傑在考場時也「卡住」了一下，一度在考場內不斷走動，還被監考老師要求不可離開自己位置，為什麼他要走來走去呢？因為，他在找「湯匙」，可能在學校時秤重用的工具是湯匙，但考場則是用碗，唉，沒辦法，這孩子就是不懂變通。

雖然過程中插曲不斷，但幸好憑著超量的練習，蔡傑最後還是勉強克服了各個關卡，完成了所有考核要求——儘管他是所有考生中「最後一個」完成的人，但，總之是完成了，笨鳥慢飛，有飛到終點就好。

七月放榜，評定結果是：合格發證！也就是說，蔡傑拿到了人生第一張專業證照！

蔡傑的程度在哪裡，我很清楚。我一直在想，這世界上除了爸爸，到底還有誰有辦法教蔡傑學會一項技能？

要教會這樣的孩子，不是只需要「專業」，還需要深厚的耐心與愛心。

我以為，這世上除了我跟傑媽，恐怕很難遇到有人願意這麼熱心地教導蔡傑了，但是蔡傑很幸運，遇到了很棒的老師，竟然可以教會他新的技能，激發出他更大的抗壓性，協助他取得專業證照。

我要為蔡傑鼓掌，雖然過程艱辛，但他沒有放棄，咬牙熬過來了；我還要對蔡傑的老師深深一鞠躬，謝謝老師，願意鞭策、鼓勵、相信我的孩子，跟我們一起完成了這個不可能的任務，遇到這樣的老師，我們真是太有福氣了！

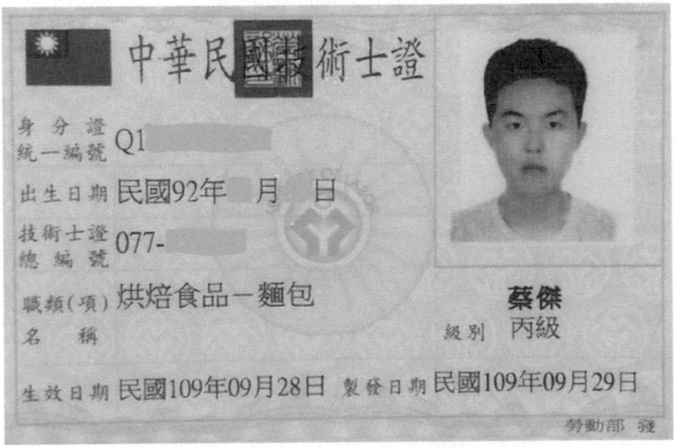

憑著千倍的努力，蔡傑完成了不可能的任務。

03 人生第一份薪水

雖然他還沒有變得足夠「厲害」，
但蔡傑十七歲這年，靠著自己的勞力與汗水，
得到了第一筆貨真價實的「薪水」。

高三的課程是社區化實習，學生每星期有一半的時間要到外面去工作。

高二結束時，老師來跟我討論蔡傑高三實習的工作選項，因為他的程度在學校裡算不錯的，有幾個工作可以選擇，除了中油加油站的工作以外，其他都是無酬的。

特殊學校的學生因為障礙類別多，安排的工作內容不能太難，也因此，大部分業者頂多只願意提供特殊學生實習機會，而沒有提供薪資。我可以理解老闆們的想法，畢竟開公司得自負盈虧，要人家付錢聘請一個可能無法貢獻多少產能的

員工，未免強人所難。

最後，蔡傑自己選了唯一有提供薪水的中油，我也樂見其成，若能透過這個機會，培養孩子以勞力換取報酬的觀念，也是一件好事。

付出，才有報酬

正常小孩稍微懂事一點以後，就會知道金錢的作用，但蔡傑小時候，基本上完全「視錢財為糞土」，沒有半點金錢觀念。我很擔心他若一直這麼「豁達」，長大後要怎麼在人吃人的社會生存？所以我一直積極訓練他學習如何購物、如何賺錢。

我從來不會直接給蔡傑零用錢，若需要錢買東西，他必須自己「賺」，比如說：洗碗、打掃，或是幫爸爸、媽媽按摩，只要有做到，就可以賺小額的零用金。他若跟著媽媽一起去工地上班，幫忙做一些苦力，下班後媽媽也會自己支付若干學徒工資給他。我們的用意，就是希望孩子領悟「要得到金錢，必須要付出勞力」這個道理。

除了勞力換取零用金，蔡傑有時候會跟我一起去演講，有些單位會編列額外的經費支付給蔡傑這個助教或來賓，這也會變成他的收入。我的第二本書《這一刻，我們緊緊相依》，裡面有蔡傑寫的十七篇文章，我收到版稅，也會按比例算給蔡傑。他若跟著我一起去訓練特殊小朋友學習獨輪車、蛇板、游泳，回家後我也會給他助教的費用。蔡傑代表學校參加各項比賽，若得獎有獎金，也會變成他的「收入」。

蔡傑只要有賺到錢，我一定會帶他去郵局存錢，讓他練習寫存款單，練習操作提款機。他的錢若花完需要用錢，我則會再帶他去郵局領一千元，再兌換成百元紙鈔給他，讓他能夠取出一百～三百元零鈔帶在身上，供他肚子餓時自己去買點東西來吃，其他的部分則留在家裡收好，免得帶太多錢出門徒增被偷、被騙或遺失的風險。

因為長期的訓練，蔡傑對於金錢的概念總算慢慢被培養出來，所以在社區實習項目中，他會選擇「唯一有薪資」的中油，我一點也不意外。

八月分起，蔡傑開始在加油站實習，幫客人洗車。畢竟是有給薪的工作，若是表現太差，人家還是可以請你走路的，雖然蔡傑的學習速度比一般人遲鈍，但整體來說可能還算差強人意，並沒有被淘汰，我想是他逆來順受的性格和願意學習的態度，讓人家樂意給他更多時間學習，所以才能繼續留下來工作。就這點來說，我還挺欣慰的。

蔡傑從三歲起開始鑑定，第一次與第二次都被判定為「重度」智能障礙+自閉症，經過幾年努力，第三次、第四次進步到「中度」，在他快滿十八歲時，我們做了第五度鑑定，依然維持在「中度」等級，孩子已經過了可塑性高的年紀，我想進步到「中度」，應該就是他的極限了。

雖然孩子的腦袋應該很難再有什麼進展，但期盼過去十幾年來鍛鍊培養出來的服從性與抗壓性，可以成為孩子將來出社會謀生的籌碼。

等你「變厲害」的約定

通常，蔡傑下班都是自己搭公車回家，有一天因為下大雨，沒辦法洗車，他得提早下班，於是我便去接他。路上我問他：

「你現在洗車的狀況如何？

「還是每天都會被念嗎？

「還是一樣動作太慢，都跟不上人家的步驟？

「沒車（洗）的時候，你有沒有跟同事聊天？」

男孩子到了這個年紀之後，都不太想跟爸爸聊天了，對於爸爸的問話，他的回答都是「還好」、「對」、「嗯」、「沒有辦法」之類很簡單也很敷衍的回應。

「那，明天爸爸開車去你的加油站洗車，你幫爸爸洗車，好嗎？」

本來還有點心不在焉的蔡傑聞言馬上說：「不好吧？」

「為什麼？」

他面有難色，支支吾吾說不出個所以然。

其實，我大概能猜到什麼原因，只是以他有限的表達能力，講不清楚。

蔡傑在讀幼稚園的階段，我每天都會到早療中心跟學校特教班去陪讀，在一對一個別課時，蔡傑通常沒有什麼異狀，可是只要是團體課，有其他學生混合上課時，就會非常明顯感覺到蔡傑在班上彷彿是個「客人」似的，永遠只能當「空氣」。

幼稚園如此、小學如此，國中也還是一樣沒有改善，但隨著年紀增長，孩子們不像幼兒這麼單純善良，有些同學就會對蔡傑很不客氣，甚至會歧視、挖苦、捉弄他，他卻完全沒有反擊能力，看了我就心痛！

有時我實在很想直接衝過去揍人，但最後還是忍了下來，這是我孩子的宿命，憤怒插手並不能改變這種現象，而且，我若幫得越多，孩子就越長不大，他必須自己親自去經歷這些不公平的對待，才能夠找到適應之道。

特殊孩子成長所要歷練的苦，只有他們的爸媽才會知道，每次只要我看到這樣不堪的畫面，回家後，我都會讓自己冷靜下來，慢慢跟孩子討論當天的事情，也順便教導他若下回又碰到被欺負的情況該怎麼反應。可是，到後來卻演變成蔡傑很怕爸爸又目擊到他被欺負的畫面，回家後，又要沒完沒了來個「人生道理」大講堂。

特殊兒也有他自己的自尊心，雖然他不太會表達，不過他心裡面其實知道爸爸一直很在乎他被戲弄的事情。在加油站雖然不是被欺負，但因為他手腳慢，肯定也常會被催促或糾正。

「你不想讓爸爸去洗車，是不是因為你怕爸爸看到你表現很差、動作太慢，一直被同事念？你不想讓爸爸看到你只能當小弟，一直被人家指揮或一直被人家大小聲對不對？爸爸有猜對嗎？」

被說中心事的蔡傑很快就回答：「對！」

「好，那爸爸明天就不要去洗車，爸爸可以等你變得比較厲害的時候、等你動作很快的時候、等你不用被人家指揮的時候，我再開進去洗車，好嗎？」我又接著問：「那……你覺得什麼時候你可以準備好呢？一個月後？還是兩個月後呢？」

蔡傑說：「還要兩個月吧！等十一月你再開來洗車，我就會變得很厲害了！」

「好！爸爸就等你變得很厲害之後，我再開進去洗車，我就可以看到很有自信的蔡傑了！」我鼓勵他：「萬事起頭難，新手一定都會被老鳥指揮，任何工作都一樣，這都是正常的，只要你趕快學會，你熟練了，人家自然不會再指揮你了，爸爸也相信你可以挺過這一切，也期待有一天你變厲害了，就換你可以指揮別人了，好嗎？」

於是，我跟孩子做了這項約定。

雖然他還沒有變得足夠「厲害」，但蔡傑十七歲這年，靠著自己的勞力與汗水，得到了第一筆貨真價實的「薪水」。

我們訓練孩子十幾年，無非就是希望將來孩子有能力獨立，可以自己養活自己，孩子真的辦到了。

孩子，爸爸會等你變得越來越熟練，然後親自去看一看，我的兒子是多麼厲害，你要記得這個約定喔！

加油站的工作

2020年9月15日

上班第一件事情要先簽到，拿抹布去加油島，要擦油槍，還有擦窗戶，擦乾淨之後才到洗車的地方。

上班第一個星期，我有洗到LEXUS、Camary、馬自達、Altis、福斯、VOLVO，還有喜美和RAV4，剛開始我是負責前面洗輪胎，還有去後面擦車，我的動作很慢，每天都被人家催「要擦快一點」，我會有點緊張，因為我就是擦不快，我們班同學已經在這裡做半年了，他動作比較快，所以都不會被念，他們會做得比較快樂。

沒有車子的時候，我們就會去撿樹葉跟掃樹葉，還有去外面拔草，加油的同事都會過來問我們要不要訂飲料，因為天氣很熱，我們工作都流很多汗，所以我都會跟他們訂飲料，每次我都會訂不一樣的口味，這是我上班中最快樂的事情。

洗車的噴槍他們還沒教我怎麼用，只讓我擦輪子跟擦車而已，有一次我進去辦公室看排班表，只找到舊的班表，沒看到新的，我想要問站長事情，可是站長不在，那時候加油站的哥哥進來叫我出去洗車，有念我忘記出去洗車了，然後他就說有問題就問他，我覺得上班比上課還不自由，都要被管，所以我需要學習的事情還很多，下班後同事有教我洗毛巾的方式，也有教我用洗衣機來洗毛巾。

加油站的午餐，有時候是訂便當，有時候是自己去外面買，我剛開始都會訂便當，後來就會自己出去買，因為自己買會比較好吃，我都會買很多，爸爸說有在賺錢了，可以自己決定想吃什麼，爸爸不會管我，只要把錢算清楚就好了，所以可以自己選擇吃什麼午餐是我在加油站第二快樂的事情。

蔡傑日記

工作一個月，雖然我動作很慢，常常被念，但是我不會偷懶，被念之後會馬上改過來，不會耍脾氣，所以沒有被站長說不用來了，我應該算有工作能力了吧！我覺得有一點點成就感，下班回到家之後，我會上網跟一些人分享我有去中油上班了，我跟小學資源班老師分享，也有跟阿伯、叔叔、國中學長、嘉義大學的姐姐（分享）……，可以分享工作的事情，我覺得很開心。

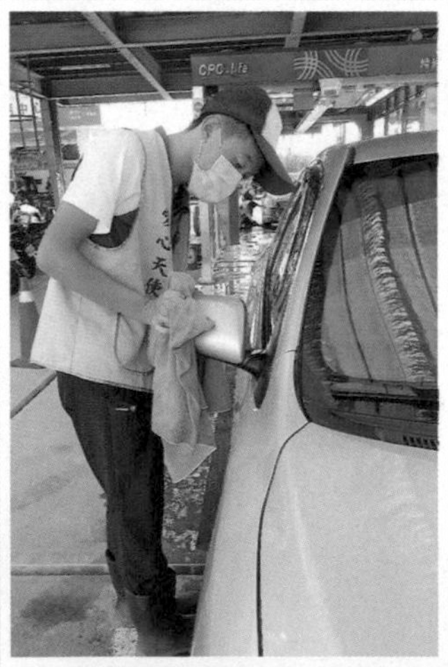

04 考上機車駕照了！

普通人準備考機車駕照，大概只要花一個月就能輕鬆考上，但我們為了這一天，可是整整花了六年時間來準備。

蔡傑十八歲又四個月時，考上了機車駕照。聽起來好像沒什麼特別，很多臺灣年輕人都是這樣啊，年齡一到考照門檻就趕緊去考了。

是啊，很多孩子都這樣，差別是：普通人準備考機車駕照，大概只要花一個月就能輕鬆考上，但我們為了這一天，可是整整花了六年時間來準備。

跟很多自閉兒一樣，蔡傑從小就喜歡輪子相關的東西。為了刺激孩子能早點說話，我們做父母的也極力迎合他的喜好，蔡傑三歲時，家裡的小汽車就滿坑滿谷了。在他的各種運動項目中，直排輪、獨輪車、蛇板等，很多也都是「有輪子的」，想當然耳，孩子對爸爸每天騎來騎去的打檔摩托車也深感興趣。

為了獎勵孩子，在他十歲那年，只要當天運動訓練的狀況良好，我就會抱著他騎著打檔機車，在網球場上繞個幾圈，讓他可以練習催油門、換擋、煞車，體驗一下騎機車的快感。這個獎勵也真的奏效了，孩子為了可以每天都得到這項獎勵，更加努力練習極限運動，看著孩子燦爛的笑容，我心想，一定要幫助孩子考上駕照，若他能夠自己騎，一定會更開心！

蔡傑十二歲半，小學畢業升國中那一年八月三十日，我買了一本汽車考試題庫給他，考駕照，就是從這一天開始準備的。

孩子小時候，極其抗拒學習文字，我為了教他寫作文，不知道吃了多少苦頭。但因為汽車考試題庫有很多孩子感興趣的內容，學習意願相對高一些，而蔡傑也確實從考駕照這本題庫，多認識了許多國字。

數以「年」計的練習

除了「紙上談兵」，我也讓孩子實際練習。蔡傑上國中一年級之後，有了簡單的對話能力，我也開始認真訓練他騎機車，首先要學會控制速度與方向，機車龍頭的掌控很重要，練習騎直線穩定後，接下來是S型。

就像是訓練蔡傑溜直排輪、蛇板、騎獨輪車一樣，我都是就地取材，將直排輪、包包、鞋子、維修的工具、外套之類的物品，隨便在地上排一排，間距拉大一點，就可以讓蔡傑練習騎S型了。

每天我騎速克達機車去接蔡傑放學，然後就直奔運動場訓練。我那臺速克達，除了要載一臺獨輪車、兩塊蛇板、兩支網球拍、一對雙龍板、兩雙直排輪、一袋網球、一袋維修保養的工具，機車後座還要載蔡傑。

蔡傑一直覺得爸爸很厲害，一臺機車怎麼有辦法可以載那麼多東西？有一天，他自告奮勇說他也想要載獨輪車、蛇板試試看，從那天之後，他每天練習騎機車時，都會自己載上一堆東西來鍛鍊他的平衡感，就這樣騎了一年，蔡傑騎速克達的穩定性，就已經很不錯了。

到了他國中二年級，我開始訓練他騎打檔機車，這比騎速克達又難了不少，要換擋、要控制離合器，技巧若是控制不好就會熄火，難度非常高，需要更多的練習才能掌握訣竅。

除了教他騎車，也要讓他學會停車才行。大部分的時候，我們會使用側柱來支撐車子，但偶爾有些地形，就必須立中柱來支撐車子，這個動作並不難，只是需要一點技巧與力量，但蔡傑當時體重太輕，力氣不夠大，野狼一二五的重量對他而言太重了！他用盡全身力氣也辦不到，練習立中柱練習了幾百次，還是無法掌握要領，為此還哭了好幾天。

後來，我決定先把重點放在：可以順利往前騎不要熄火、可以順利換擋不要暴衝或滑壘，至於其他的技巧，之後再慢慢來。

除了讓孩子學習用手來發動引擎，我也教蔡傑練習用腳踩來發動引擎，而這也需要技巧，要拿捏適當的弧度與剛好的力量，而蔡傑就像過去學任何事一樣，練習的初期，也是腳都快踩斷了，還是無法發動引擎，為了學會這個技巧，也是哭了好幾天。

但我們沒有放棄，又繼續努力了半年，關於「騎車」的各項技巧總算逐漸熟練，我們又回過頭來練習停車技巧，學到能夠一次到位、精準地停在停車格裡，此外，也增加了夜間的訓練，練習打大燈、方向燈、遠燈、近燈等等。

偶爾傑媽休假時，也會來陪兒子一起騎打檔車，讓蔡傑練習如何在後座載人的情況下，還能保持平衡感跟穩定性。以蔡傑的障礙程度，這輩子大概很難交到一個願意讓他載的女朋友吧？但技巧總是有備無患啊，說不定哪天就派上用場

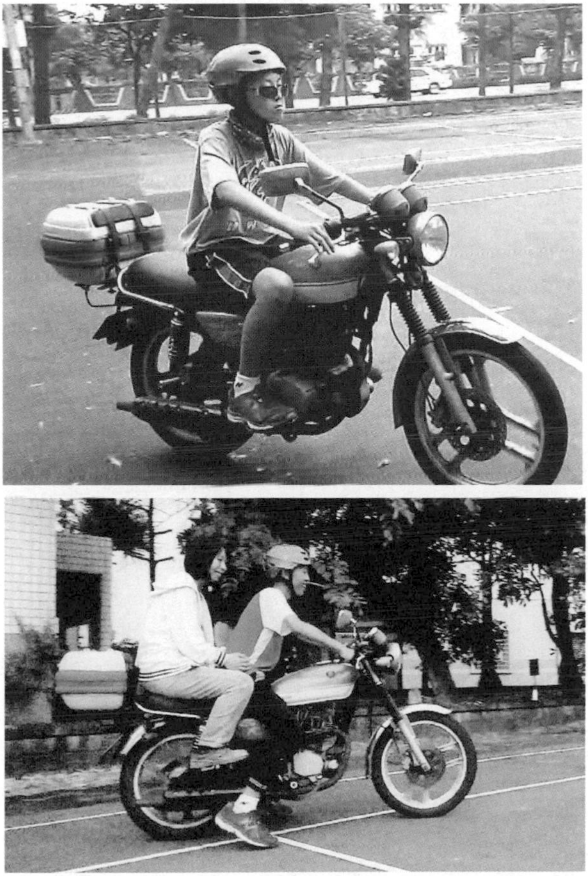

蔡傑從國二開始學騎擋車。

了，至少可以載載家人也是不錯的。

正所謂熟能生巧，蔡傑國中三年級時，打檔車該學會的技巧都已經學得差不多了，只是礙於年紀還不夠，還不能考照騎上道路，只能在網球場或其他安全無人的地方練習。即使在他升上特殊學校就讀以後，騎機車的訓練仍舊持續，每天運動完，就會讓蔡傑在運動場上騎機車，以免技巧生疏。

一千倍的付出

騎車技巧這一關，我們應該算是克服了，但是要拿到駕照，還有另一難關——「筆試」得通過。以孩子的智商，若想要考上駕照，閱讀時間跟做題量恐怕得是正常人的一千倍以上才行。

一開始，我放任蔡傑自己練習，孩子也真的很認真地練習，每天都會自動自發上線做測驗多達幾個鐘頭，做到我都擔心孩子長時間盯著螢幕，視力會受損。但儘管他這麼努力，分數卻從來沒及格過（及格分數是八十五分），成績始終只能落在七十～八十分之間無法突破。

我仔細研究後，發現蔡傑卡關的癥結，竟然是在是非題而不是在選擇題。對蔡傑而言，選擇題寫錯了，在知道正確答案後，有了相關連結就可以死背；然而是非題寫錯，孩子根本無法自己想通為什麼錯，同樣題目竟可以連錯八次以後，到第九次還繼續寫錯！

如果再繼續放著讓他一個人去背，就算再苦背個一百年，也不可能考到八十五分，蔡傑的聽覺理解力比視覺理解力好，必須要有人來陪他邊讀邊做題，用心跟他講解才行。

我當然很願意扮演這個角色，但是蔡傑處於尷尬的青春期，非常抗拒爸爸來教他讀書，就這樣拉鋸到考前一星期，最後由媽媽親自出馬，針對蔡傑過去這幾個月寫錯的是非題，每晚密集陪讀並導正觀念，分數才終於有所突破，有時候甚至可以考九十分以上，我總算鬆了一口氣。

除了筆試，路考部分我們當然也下過工夫。之前每天蔡傑下班後，我們都會花一點時間在住家附近練習，平常也會讓蔡傑反覆看路考的影片，充分瞭解路考的規則。考前兩天，我還帶蔡傑到監理所的實際考場練習，讓孩子熟悉場地，正式上場時才不會緊張失常。

考照當天，蔡傑沒讓我們失望，順利考上駕照了！

隔天，蔡傑第一次騎上馬路，我載著太太在後面跟隨著，我們看著兒子那自在瀟灑的背影，啊，這六年的心血，總算沒有白費。

太太含著淚，輕聲在我耳邊說：「想不到真的會有這一天……」

「是啊，兒子真的長大了。」

考上機車駕照

2021年5月13日

讀國中的時候，只要我每次打網球或騎獨輪車表現很棒，爸爸會獎勵我，在網球場裡面教我騎機車，我先學一般的機車，這個比較簡單，學幾次就會了，之後爸爸又教我騎打檔的機車，這個很難，因為太重了，太複雜了，要換檔、按離合器跟催油門，我學了很久才學會。

後來就變成只要運動完，爸爸會讓我輕鬆一下，讓我在運動場裡面騎幾分鐘的機車，這樣的習慣經過五年，我已經十八歲了，可以準備考駕照了。

小學畢業時，爸爸有買一本考汽車駕照的書給我看，我偶爾無聊的時候會拿出來看，上高中之後，老師又給我一本機車考照的書，爸爸說我術科應該沒有問題，學科會比較困難一點，所以我從十七歲開始認真準備筆試的練習。

我們學校也有考駕照的測驗，剛開始都是用測驗卷，我沒有辦法及格，後來就每天開始用電腦來測驗，因為及格要超過八十五分，我就覺得很難，老師跟爸爸會一直要求我，駕照測驗的壓力又比烘焙測驗還要痛苦，因為八十五分真的太高了，我覺得不可能辦到，真的是太難了。

爸爸會陪我一起練習學科的測驗，也會解釋給我聽，可是爸爸太嚴格了，我就會受不了，不想讓爸爸陪我練習，後來就換媽媽陪我練習，我的壓力才比較小。

後來爸爸會一直去印測驗卷給我練習，印了好幾百張，我測驗完，要把錯的題目挑出來，答對的題目不用管，只要針對我做錯的題目，每一題要重複背三次，每一天都要拿出來背，背完後馬上再繼續線上測驗，測驗完再把錯的題目挑出來，也要列印成考卷，再讓我寫考卷，還是要把錯的挑出來，再繼續背，一直重複再重複，要背到很熟才行，每天都花好幾個小時練習，後來我的分數才有慢慢進步，測驗十次，應該會有一次可以到達八十五分。

我有兩份實習的工作，加油站跟麵包店，沒排工作時，就要回學校，放學後老師也會留我一個人下來測驗，那時候高一甲的林老師進來看我，她有叫我要考九十分，所以我就開始變得很認真，因為她是我最喜歡的老師，她的鼓勵對我的幫助很大，那一天我在學校測驗有到九十分，之後的幾天，我及格的次數也越來越多了。

考駕照的日期到了，我們是下午考試，上午的時候，實輔處老師有讓我們考照的學生先在學校裡練習。我們學校有四個人去考，到了

蔡傑日記

監理所要先上課，看很多交通安全的影片，然後就去筆試，考試的時候我會很緊張，怕考不過，最後公布成績，我考到九十分，太高興了，很可惜，我們學校其他學生沒有通過，只有我可以去考術科，他們全部都先回學校了，最後的路考，我也通過了，路考比較簡單，我可以拿到駕照了，覺得好高興，我終於可以在馬路上騎機車了。

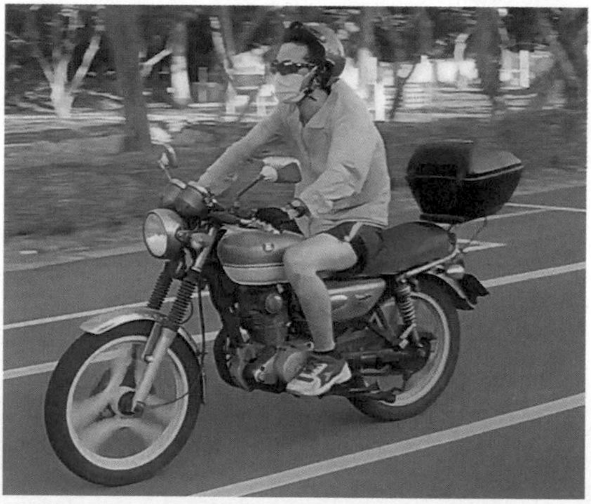

05 讓我們掌聲歡迎講師——蔡傑先生！

蔡傑，一個到四歲還不會講話的重度自閉兒，
竟然要上臺演講了！

某一天，收到嘉義市育人國小的訊息，想邀請蔡傑到校對小學生演講。

我沒有看錯吧？請蔡傑演講……？

從事演講多年，我上臺時，偶爾也會閃過一個念頭：要是有朝一日，蔡傑可以親自上臺講述自己的故事就好了，但蔡傑表達能力不好，這個想法，恐怕只是奢想。

沒想到，這個「奢想」居然美夢成真了……

蔡傑，一個到四歲還不會講話的重度自閉兒，竟然要上臺演講了！

回想當年，我們為了蔡傑說話的問題，全家人都已經走到心力交瘁的地步，

家裡經常吵吵鬧鬧，弄得烏煙瘴氣，但無論上了多少課程，做了多少治療，孩子不說話就是不說話！

那種絕望的心情，幾乎快把我逼瘋，不行！不能再這樣下去了！若醫院、學校都救不了我的孩子，我乾脆自己來！

於是我瘋狂投入所有時間，不眠不休去鑽研自閉症，但我很快就發現，並不是我把孩子教好就能解決自閉兒面臨的困境，若社會始終存在不解與偏見，孩子的處境終究艱難。

所以我走上全職爸爸之路，並且積極克服自身口語結巴的障礙，勇敢站出來，以我們父子的經驗替自閉症發聲，老天爺似乎也聽到了我的心聲，這些年來演講邀約不斷，邀約單位包括各級學校、醫院、療養院、早療機構、讀書會、各種協會或基金會、互助會、家長團體……等等。

基本上，只要有單位邀約，除非時間兜不攏，我很少會回絕，我恨不得能夠讓這地球上的每一個人都來認識自閉症，機會多多益善，又怎麼會婉拒呢？

但是，有一類聽眾，卻讓我比較躊躇，這類聽眾就是：小學生。

我演講的內容與結構，需要較長篇幅來介紹才能完整，也經常穿插臺語來講解曲折的際遇及心路歷程，但小學生人生閱歷有限，專注時間又太短，恐怕無法聽懂我要表達的內容，因此每次接到小學生場次的邀約，我都只能忍痛回絕。

不過，我心中也忍不住想，蔡傑雖然年紀增長，但心智其實一直都停留在小學生程度，說不定跟小學生「頻率」正好吻合，要是哪天可以由他上臺跟小朋友分享自己的故事就好了。

而這個願望，真的快要實現了。

再辛苦也要完成

不過，要讓孩子上臺演講，事前的準備可說是工程浩大。

前一年，蔡傑在國泰基金會頒獎典禮上，主辦單位安排他上臺發表十五分鐘的感言，就已經弄得人仰馬翻，為了僅僅十五分鐘的感言，我們要花幾百個小時來訓練。

而這一回是正式的校園演講，時間長達九十分鐘，小朋友專注力低，如果內容不夠精彩，小朋友怎麼可能坐得住？

即使是口語能力沒問題的正常人，要上臺講話九十分鐘，都不見得是一件簡單任務，而蔡傑除了自閉症，還有智能障礙，記憶力也欠佳，更不要提什麼臺風、口條、臨場反應，要他上臺講話，最多只能照本宣科，聲調也是機器人模式，這樣的人要如何「演講」？

我最大的心願就是孩子將來可以有工作、有收入，可是，在一般的職場工作，他毫無城府、不知變通的個性，很容易就被誤會，加上程度跟互動能力不佳，肯定跟不上同事，難保不招致怨懟甚至被霸凌。他從幼稚園到國中，被欺負的事情從沒間斷過，高三出去實習，也曾被同事捉弄，將來若在一般職場上班，恐怕難逃類似命運。

我真的很希望他可以像爸爸一樣，有機會到各縣市學校去演講，這份工作不必跟其他人有太密切的交集，也不會有欺負與歧視的問題。

無論要花多少心力準備，我們都要完成上臺演講這個任務，這樣，才有機會踏出下一步。

正好，不久前有一家曾經採訪過我們的媒體再度傳來採訪邀約，我正愁不知還能安排什麼內容讓媒體記錄，轉念一想，或許蔡傑演講就是一個很好的主題。

於是，我回覆記者，表示我一直很希望有一天蔡傑可以站出來講自己的故事，現在有學校邀請蔡傑去對學生演講，這是蔡傑人生第一次上臺對學生演講，如果可以，我希望可以請媒體拍攝蔡傑第一次上臺演講的過程，讓大家都知道蔡傑就要畢業了，他需要工作、他可以演講了！

父子同臺的美好經驗

我擔心小學生專注力度不夠，特別在演講簡報內容的設計上下了功夫，為了避免小朋友聽到睡著，我準備了蛇板與獨輪車，讓蔡傑可以在現場表演特技，用以彌補演講能力的不足。

經過無數次沙盤推演，終於來到了蔡傑演講的大日子。

演講是下午一點半開始，但我們在上午十一點就已經提早抵達現場，做預先的彩排。

蔡傑練習蛇板跟獨輪車的時間長達十一、二年，不敢說多麼神乎其技，但技巧絕對是爐火純青，我可以預料，小朋友們看了肯定會嘖嘖稱奇。

演講前那兩個半小時，一半時間用來練習蛇板與獨輪車，另一半時間則趕緊惡補上臺簡報與講話的語調。現場的場地比我們平常練習的地方還小，蔡傑顯得有點綁手綁腳，但我們也只好順勢而為。

一切就緒以後，蔡傑正式上場，這孩子沒讓我失望，他獨自完成八十分鐘的演說，我只協助中場十分鐘的表演介紹而已。而他的精湛演出，也博得全場小朋友熱烈的掌聲，過程中，他們也都很專注、認真聆聽這個大哥哥演講。

我要特別感謝聯合影音記者南下拍攝，這是蔡傑人生中很重要的里程碑，感興趣的讀者，可以上網搜尋「u故事／自閉兒蔡傑演講 父等了17年圓夢」，就可以看到當日的精彩鏡頭。

而在那一次演講之後幾個月，我們又收到了苗栗大湖國小的邀約。

說起來，也是一段奇妙的緣分。七年前，我到苗栗啟文國小演講時，曾與大湖國小的劉校長有過短暫交流，原來對方也有一個自閉症的孩子，他當時就有提到希望能夠邀請我去他的學校演講，幾年後，校長也真的有來邀約，只是那一次因為學校活動與研習日期有衝突，不得不取消。

過了五年，在蔡傑即將要畢業之際，又收到了校長的邀約。校長希望我跟蔡傑可以同列主講人，我的部分針對親師溝通與融合教育做經驗分享，至於蔡傑的部分，則分享他自己的成長過程與克服障礙的歷程，就這樣，蔡傑接到了他人生

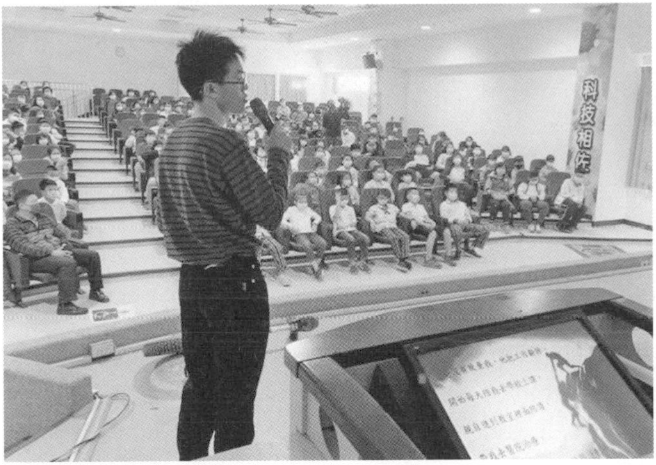

u故事／自閉兒蔡傑演講 父等了17年圓夢（聯合影音網）
https://video.udn.com/news/1198843

中第二場有講師費的演講。

不同的是，上一場，蔡傑是講給小朋友聽，這一回，蔡傑可是要講給學校老師聽，難度又高了一些，聽眾不同，講法也要有調整，對蔡傑而言，都是第一次的經驗。非常感謝校長的幫忙，讓孩子圓滿達成了他第二次的演講，會後，老師們迴響熱烈並與蔡傑互動，還有家長熱情邀我們去採草莓，對我們來說，這次的父子同臺是一次非常美好的經驗。

做為爸爸，我最期盼的就是孩子可以獨立，做一份有尊嚴的工作，如今，他已經踏出了這一步，我心中的感動，筆墨難以形容。

這兩次演講，孩子還是蔡傑「同學」，希望他畢業以後，能有更多機會上臺，一方面發展職涯，另一方面，也盼用他的生命故事影響更多的人。

「讓我們掌聲歡迎今天的講師——蔡傑先生！」

我衷心期盼著有這麼一天。

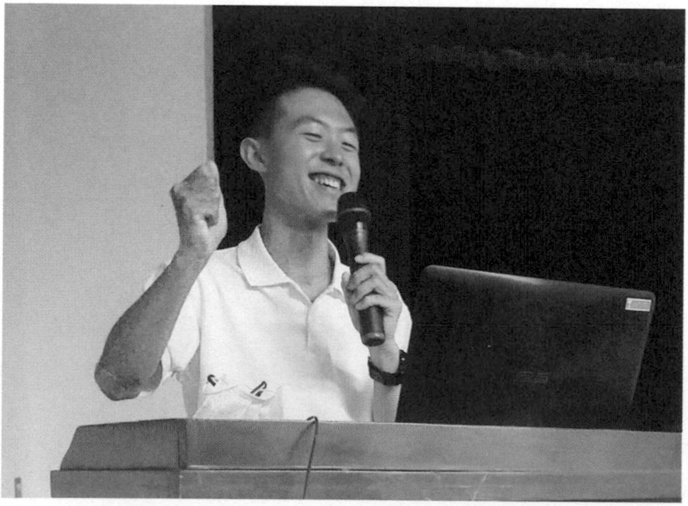

第三次演講

2020年12月18日

我的第一次演講是在高二上學期，參加國泰慈善基金會的頒獎典禮，因為我有得獎，也是全場唯一的身障學生，所以主辦單位特別請我上臺演講十五分鐘，爸爸幫我設計好簡報，我就每天都自己練習，總共練習了五十次。

第二次演講是在我們學校，我當上學校小市長要實現政見，要對全校學生介紹好看的故事書，所以老師就幫我安排上臺演講十分鐘。

第三次演講是在高三上學期，邀請單位是嘉義市育人國小，對象是小學生，這次的時間是兩節課，大約九十分鐘，這也是我第一次領到講師費，要靠自己的能力來賺錢。

這一次的時間很長，爸爸陪我一起做新的簡報，內容很多，修改了很多次，每次改完，我就要練習講，爸爸覺得我講得不好，又要修改，改了又改，反反覆覆改了很多次，練習的過程很痛苦，爸爸的標準很高，我的壓力也很大，有時候我也想放棄，太累了，情緒也快控制不住了，都是要練習到爸爸覺得滿意，我才可以休息。

為了讓演講更豐富，爸爸決定安排蛇板和獨輪車的表演，節目要夠精彩，小學生才不會睡著或一直聊天，因為這一次的演講，我有講師費，所以爸爸特別重視，也花很多時間在訓練我。

演講當天，我們提早到學校準備，先練習蛇板和獨輪車，我要適應場地，正式表演時才不會失誤，然後爸爸電腦裝好了，就陪我練習簡報，我拿著麥克風練習時一直被糾正，這跟平常在家裡練習的情況不同，講話的語調口氣都要特別的注意。

蔡傑日記

我是介紹小時候學直排輪、游泳、獨輪車、蛇板和雙龍板的訓練過程，一開始什麼都不會是最痛苦的，想辦法學會，直到成功，有了這些運動技能，老師才會幫我報名參加各種比賽，剛開始比賽，每次都會輸，後來有一些經驗了，就會得獎，獎狀與獎牌才會開始慢慢累積，我的能力也會進步，障礙就是在這個過程中學會去克服。

最後我講完了，我們跟小朋友一起合照，謝謝育人國小給我這次的機會，我跟小朋友分享克服障礙的過程，也勇敢面對自己的口語障礙，一次又一次的練習，以後我會更有自信去面對未來的挑戰。

後記

當全職爸爸以來，每天陪伴孩子，十多年如一日，在這過程中，不是我在訓練孩子而已，同時，我自己也被孩子訓練著。

我原本的性格是十分好強的，但是孩子天生有其限制，不可能也不應該拿世俗的標準來要求蔡傑，若要強求，只會兩敗俱傷。

跟孩子過了這十多年「與世無爭」的生活，我好勝的性子也被孩子打磨得越來越圓融。我想開了，人生不過數十年，又何必一定要爭強好勝成為所謂的「人上人」？自由自在，隨遇而安也很好。

但是，我知道孩子一直很努力、很認真讓自己成長，在我內心深處，還是希望老天爺可以獎勵獎勵這個努力的男孩，讓他也有機會享受精彩的青春。

不能求、也不必求孩子出類拔萃，但衷心期盼他的青春歲月是充實、快樂，閃閃發亮的。

十五歲之前，蔡傑都是讀普通學校，一直是活在角落的邊緣人，從沒參加過任何像樣的活動，甚至也無法享有正常少年應有的同儕生活。

直到上了高中，進入特殊學校，才開始有了不一樣的命運。蔡傑遇到很認真的老師，高中生活過得忙忙碌碌，三不五時就有機會參加各種大大小小的比賽、宿營活動、表演活動等。

蔡傑雖然駑鈍，但他一直很努力，加上學校與師長積極熱情地給予他各種機會，讓他在高中三年留下了許多美好的記憶，甚至還有機會站在鎂光燈下接受表揚——這是我過去從來不敢想望的。

二〇一九年，獲得國際特奧東亞區融合網球賽雙打冠軍，二〇二〇年，獲得全國特教學校適應體育運動會桌球銀牌，二〇二〇年，獲得全國身心障礙運動會競速輪鞋兩面銅牌，以及特奧網球個人技術賽金牌。

除了體育項目，蔡傑還額外獲得一些很特別的獎項，像是二〇一九年國泰卓越獎助計畫——特殊功績類獎，二〇二〇年教育部奮發向上優秀學生獎，二〇二一年嘉義地區學生優秀青年獎，二〇二一年嘉義市慈孝家庭楷模獎，甚至於二〇二一年還獲得總統教育獎。

除了比賽與上課，他還曾擁有三份實習工作：在中油加油站擔任洗車員九個月、在麵包店擔任烘焙助手三個月、到國小的特教班擔任蛇板助教六個月。

充實、快樂，而且又閃閃發亮的青春，我要的不過就是如此啊。

因為這些積累，也開啟了蔡傑上臺演講的機會。

「講話」一直以來都是蔡傑最大的致命傷，跟正常人相比，他的音調平板、語速與表達方式也很奇怪，連日常對話都做不好，要怎麼「演講」呢？

方法無他，就像我們過去克服各種困難一樣，練習、練習、再練習；調整、調整、再調整。

就跟過去訓練各種事情一樣，我們從來不知道要練習、調整多少次，才能達到理想的效果，我們只知道，認真做就對了，也許會花很多很多時間，但總有一天，會水到渠成。

這三年來，蔡傑從一場十五分鐘的演講，慢慢延長到三十分鐘、四十五分鐘、一個小時的演講，如今他已經可以獨自站在臺上，完成長達兩小時的演講。他從特殊學校畢業，十八歲到十九歲期間，從基隆到屏東，已經完成了三十多場演講。

曾有媒體稱他是「奇蹟男孩」，對蔡傑這樣的孩子而言，要做到這些事情，確實就像是「奇蹟」一樣，但這「奇蹟」並非是偶然，而是因為孩子一直非常非常非常非常地努力。

因為心思單純地勇往直前，路，自然就被他走出來了。

作為特殊兒的父母，這輩子最大的心願，不就是盼著孩子能夠自立的這一刻嗎？

孩子，我想你已經準備好了，是時候，放手讓你飛了。

Love 系列 043

是時候，放手讓你飛

作　者──蔡昭偉（蔡傑爸）
日　記──蔡傑
文字整理──李翠卿
封面攝影──陳美綸
主　編──陳信宏
責任編輯──王瓊苹
責任企畫──吳美瑤
封面設計──Ancy Pi
排　版──薛美惠

總編輯──蘇清霖
董事長──趙政岷
出版者──時報文化出版企業股份有限公司
一〇八〇一九臺北市和平西路三段二四〇號三樓
發行專線──（〇二）二三〇六六八四二
讀者服務專線──〇八〇〇二三一七〇五
（〇二）二三〇四七一〇三
讀者服務傳真──（〇二）二三〇四六八五八
郵撥──一九三四四七二四 時報文化出版公司
信箱──一〇八九九臺北華江橋郵局第九九信箱
時報悅讀網──http://www.readingtimes.com.tw
電子郵件信箱──newlife@readingtimes.com.tw
第二編輯部臉書──http://www.facebook.com/readingtimes.2
法律顧問──理律法律事務所 陳長文律師、李念祖律師
印　刷──華展印刷有限公司
初版一刷──二〇二二年八月十二日
初版二刷──二〇二二年八月二十五日
定　價──新臺幣三八〇元
（缺頁或破損的書，請寄回更換）

時報文化出版公司成立於一九七五年，
並於一九九九年股票上櫃公開發行，於二〇〇八年脫離中時集團非屬旺中，
以「尊重智慧與創意的文化事業」為信念。

是時候,放手讓你飛/蔡昭偉(蔡傑爸)著. -- 初版.
-- 臺北市：時報文化出版企業股份有限公司,
2022.08
224面；14.8×21公分
ISBN 978-626-335-730-3（平裝）

1.CST: 自閉症 2.CST: 特殊教育 3.CST: 親職教育

415.988　　111011214

ISBN 978-626-335-730-3
Printed in Taiwan